KB016738

이상한 게 아니라 변하는 중입니다

사춘기 고민 상담소

서수지 옮김
노구치 미도리 감수
이케다 쇼텐 편집부 엮음

뜨인돌

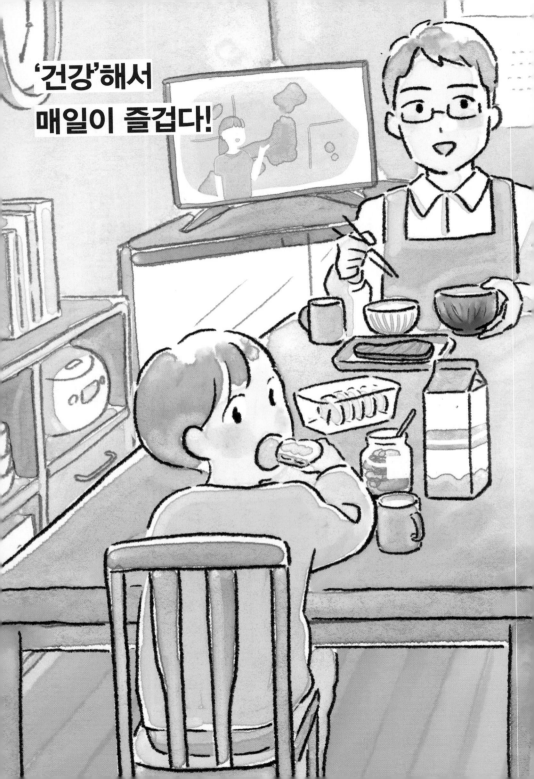

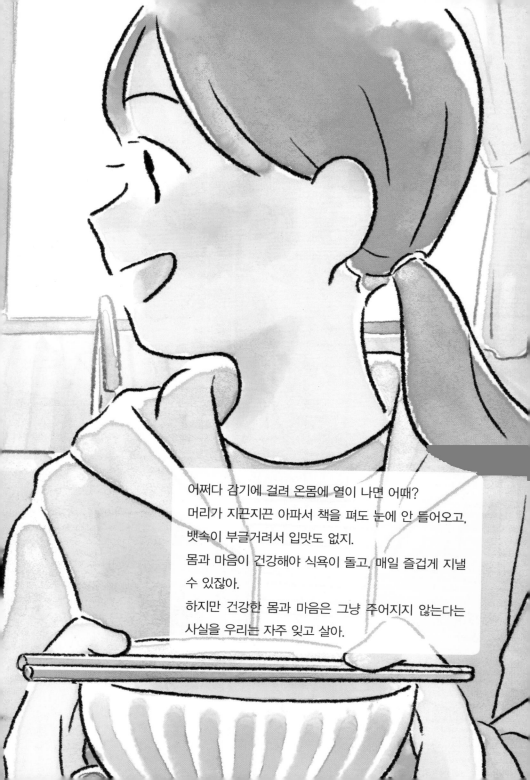

어쩌다 감기에 걸려 온몸에 열이 나면 어때?
머리가 지끈지끈 아파서 책을 펴도 눈에 안 들어오고,
뱃속이 부글거려서 입맛도 없지.
몸과 마음이 건강해야 식욕이 돌고, 매일 즐겁게 지낼
수 있잖아.
하지만 건강한 몸과 마음은 그냥 주어지지 않는다는
사실을 우리는 자주 잊고 살아.

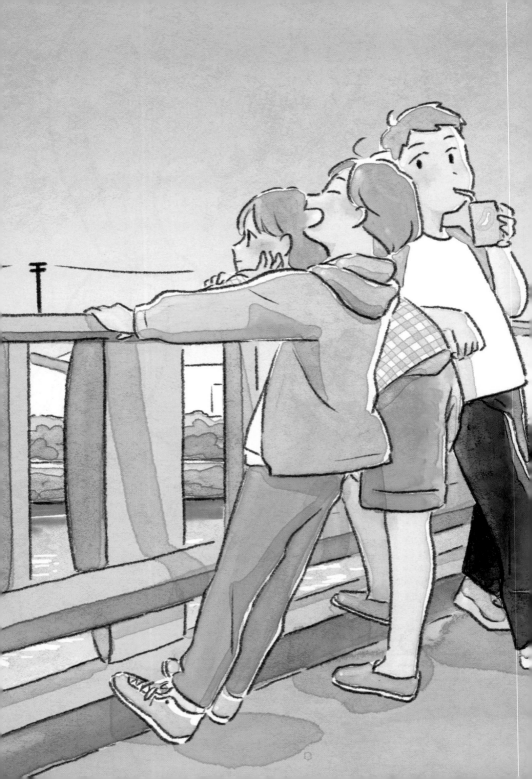

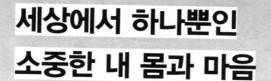

세상에서 하나뿐인
소중한 내 몸과 마음

우리는 제각기 다른 몸과 마음을 가지고 태어났어.

누구나 이 세상에 하나뿐인 소중한 몸과 마음을 가지고 있지.

다른 사람과 비교해서 속상해할 필요는 없어.

나를 가장 사랑해 줄 수 있는 사람은 바로 나야.

몸이 피곤하면 쉬고, 우울한 기분이 사라지지 않으면 상담을 받고,

아무쪼록 자신의 몸과 마음을 소중히 보듬으며 살아가자.

몸과 마음의
거짓? 진실?
>>

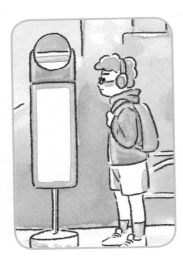

질문 **1**

"염색하면 머리카락이 많이 상하니까 너무 자주 하면
안 좋대."
머리카락이야 자르면 새로 자랄 텐데 뭐 어때. 염색이
나 파마는 몇 살이든 해도 상관없어!

거짓? 진실? 정답은 71쪽으로.

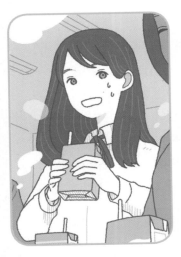

질문 **2**

난청이 생기는 원인 중 하나는 사람이 목청껏 지르는
고함 정도의 큰 소리를 반복해서 들어서라고 해. 그러
니 이어폰이나 에어팟, 헤드폰 사용은 하루 1시간 정
도로 자제하는 게 바람직하다고 하던데.

거짓? 진실? 정답은 119쪽으로.

몸과 마음에 관한 퀴즈를 풀어 보자.
거짓과 진실 두 가지 중 하나를 골라 보는 거야.
날마다 새로운 건강 상식이 나오다 보니,
어른이 알고 있는 상식이라도 지금은
잘못된 것일 수 있어.

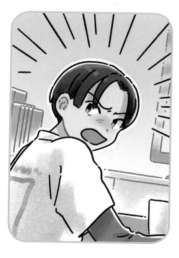

질문 **3**

"사춘기가 되면 감정을 잘 조절할 수 없어서 툭하면 성질을 낸다더라."

사춘기가 되면 성격이 나빠진다는 말을 들었는데, 나이와 성격은 무관하지 않을까? 매일 마음을 잘 다스리며 지내면 이유 없이 화가 나거나 불안해지지 않을 거 같은데.

 거짓? 진실? 정답은 183쪽으로.

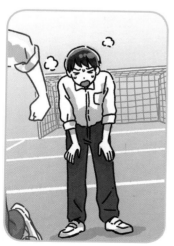

질문 **4**

체력은 날 때부터 정해져 있어서, 아무리 체력을 단련해도 소용없다는 말을 들은 적이 있어. 그렇다면 체력이 부족한 사람은 공부처럼 체력이 없어도 잘할 수 있는 다른 일을 찾아서 노력하는 게 현명하지 않을까?

 거짓? 진실? 정답은 243쪽으로.

머리말

십대 여러분은 지금 인생에서 두 번째로 몸이 크게 변화하는 시기를 통과하는 중이야. 신체검사를 하면 키가 커지고 몸무게가 늘어 있을 거야. 남학생은 근육이 발달하고 여학생은 지방이 붙어서 몸의 굴곡이 생기고 남녀의 신체 차이도 커지는 시기지. 사람의 몸을 완성하는 과정에서 더욱 정밀하게 기능을 다듬어 나가는 최종 단계가 바로 십대 때거든.

여러분의 몸속에서 무슨 일이 벌어지는지 알 수 없어 불안하거나 친구의 달라진 모습에 괜히 신경이 쓰이기도 할 거야. 부쩍 자신과 남들의 몸에 관심이 생기는 시기니까. 이것 역시 여러분의 몸이 최종 완성을 위해 마무리에 들어가며 거치게 되는 과정 중 하나일 뿐이야.

여러분은 3kg 남짓한 작은 몸으로 이 세상에 태어났어. 온몸에 장기가 갖추어져 있어도 아직 살아가는 데 충분한 기능은 발달하지 못한 채였지. 부족한 부분을 스무 살이 될 때까지 다양한 경험을 통해 더욱 정밀하게 완성해 나가는 과정이 성장이며, 지금 여러분이 할 일이지.

예를 들어 갓 태어났을 때 여러분의 위는 1큰술 정도의 양밖에 들어가지 않았어. 그 작은 위가 비면 젖 먹던 힘을 다해 울음을 터트려 어른에게 알려서 배를 두둑하게 채우며 위의 크기를 조금씩 늘려 왔지. (성인의 위의 용량은 약 1500cc야.) 미각도 스스로 경험하며 획득하는 감각이야. 가령 레몬처럼 얼굴을 찡그릴 정도로 신맛을 먹을 수 있는 능력도 어른이 준비해 준 식사를 통해 세 살까지 조금씩 뇌가 학습한 결과야.

사람의 몸이 완성되는 최종 단계를 위해 '몸이란 무엇인가, 최대한 기능을 발휘하려면 어떠한 환경(식사, 운동, 수면, 몸 관리 등)을 선택해야 하는가' 등 인생의 주인공으로 건강하게 살아가기 위해 알아야 할 유용한 지식을 이 책에

알차게 담았어. 또한 여러분을 뒷바라지해 주는 어른들이 알아야 할 내용도 담았지.

감수는 의학 부분은 쓰치바나 마키코 의사 선생님이, 사춘기의 성과 마음 부분은 고사키 와카나 선생님이 힘을 보태 주셨어.

이 책은 십대 여러분이 갖고 있는 몸에 관한 궁금증을 중심으로 풀었어. 다양한 관점에서 여러분의 몸을 이해하는 좋은 길라잡이가 되기를 바라.

우리 몸은 참으로 잘 만들어져 있어. 어디서부터 어디까지 자라야 할지, 유전자 수준에서 모든 것이 잘 안배되어 있지. 정교하게 만들어진 우리 몸의 기능을 알고, 스무 살까지 모든 장기의 완성도를 높이고, 뇌를 비롯한 각 장기의 기능을 최대한 활용할 수 있는 준비를 잘 마쳐서, 빛나는 인생을 살 수 있기를 바라.

노구치 미도리

CONTENTS

PART 1
신경 쓰여요!
몸에 관한 고민

PART 2

가르쳐 주세요!
컨디션을 끌어올리는 방법

PART 3
알고 싶어요!
나의 마음을
소중히 여기는 방법

PART 4
만들고 싶어요!
건강한 생활 습관

PART 1

신경 쓰여요!

몸에 관한 고민

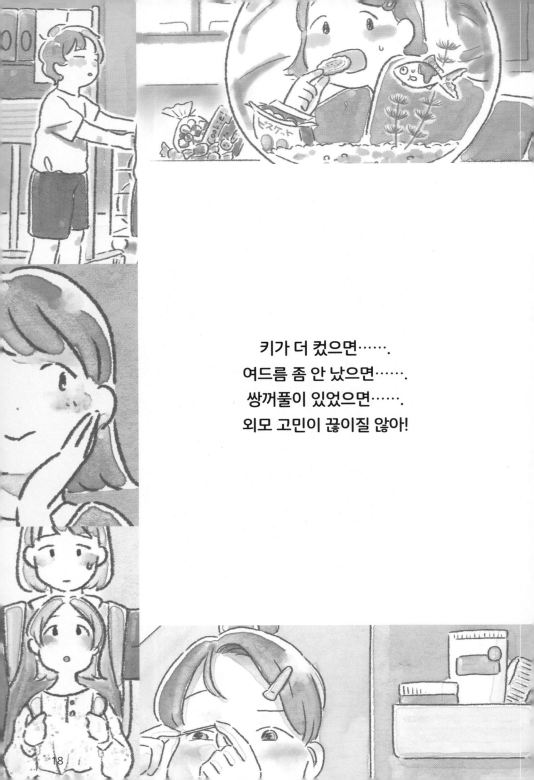

키가 더 컸으면…….
여드름 좀 안 났으면…….
쌍꺼풀이 있었으면…….
외모 고민이 끊이질 않아!

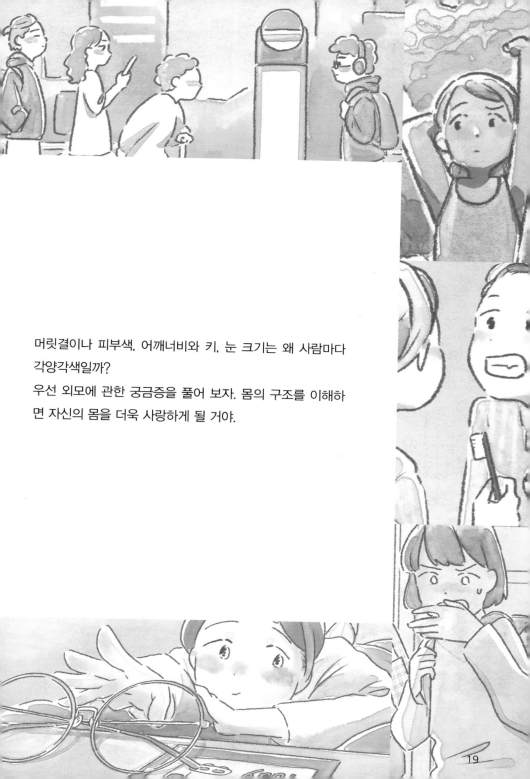

머릿결이나 피부색, 어깨너비와 키, 눈 크기는 왜 사람마다
각양각색일까?
우선 외모에 관한 궁금증을 풀어 보자. 몸의 구조를 이해하
면 자신의 몸을 더욱 사랑하게 될 거야.

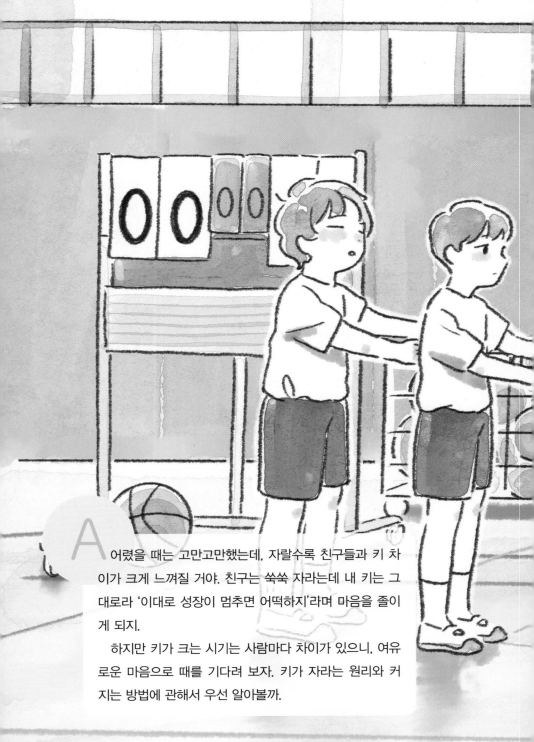

어렸을 때는 고만고만했는데, 자랄수록 친구들과 키 차이가 크게 느껴질 거야. 친구는 쑥쑥 자라는데 내 키는 그대로라 '이대로 성장이 멈추면 어떡하지'라며 마음을 졸이게 되지.

하지만 키가 크는 시기는 사람마다 차이가 있으니, 여유로운 마음으로 때를 기다려 보자. 키가 자라는 원리와 커지는 방법에 관해서 우선 알아볼까.

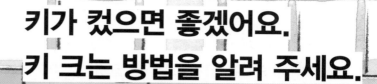

키가 컸으면 좋겠어요.
키 크는 방법을 알려 주세요.

키가 작아서 고민이에요. 친구들에게 '꼬맹이'라고 놀림 받고 멋있는 옷도 어울리지 않아서 속상해요.
어떻게 하면 키가 커질 수 있을까요?

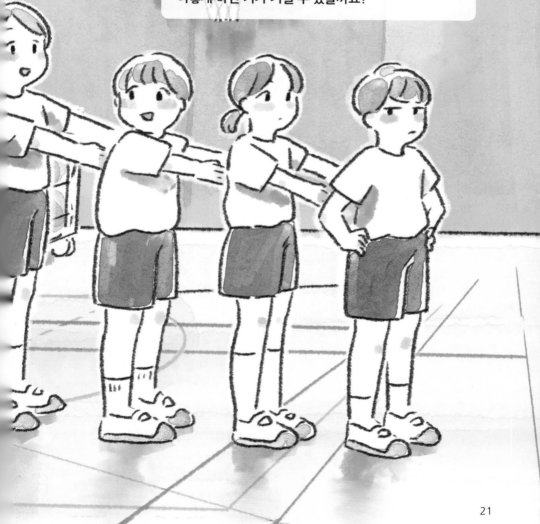

01

'미인은 잠꾸러기'라는 말은 진실!
성장호르몬이 뼈를 튼튼하게 만든다

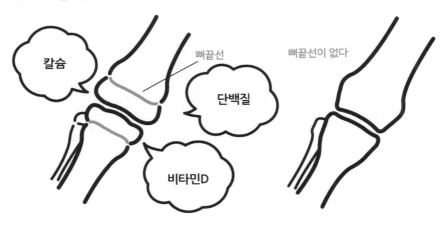

십대의 뼈

어른의 뼈

뼈 끝부분이 성장해서 뼈가 자란다.

칼슘

뼈끝선

단백질

비타민D

뼈끝선이 없다

원리!

단백질을 야무지게 챙겨 먹자!

*뼈
성인의 몸은 약 200개의
뼈로 이루어져 있다. 어
른이 되면 하나로 붙는
뼈가 있으므로 어른과 어
린이를 비교하면 어린이
의 뼈가 더 많다.

키가 자라는 현상은 우리 몸속에 있는 뼈*가 자라며 나타난다. 조금
더 자세히 설명하면, 성장기 청소년의 뼈에는 양 끝에 '뼈끝선'이라
는 부분이 있고, 그 부분에서 만들어진 뼈가 단단해지며 뼈가 길어
지는 방식으로 키가 자란다. 이 과정이 반복되면서 키가 커진다. "미
인은 잠꾸러기"라는 말, 혹시 들어 본 적 있나? 이 말은 성장에 관해
서는 진실! 뼈를 성장시키는 명령을 내리는 곳은 뇌. 뇌는 자는 동안
'성장호르몬**'을 열심히 분비해서, 뼈를 성장시킨다.

우리 인생에서 키가 쑥쑥 자라는 시기는 두 번 있다. 첫 번째는 갓 태어났을 무렵, 다음은 사춘기***. 여학생은 열한 살, 남학생은 열세 살에 성장의 정점을 맞이하는데, 이 시기와 기간에는 개인차가 있다. 성장기에 푹 자서 성장호르몬이 충분히 분비될 수 있도록 해 주는 게 중요하다. 그리고 뼈 성장에 필요한 영양분은 고기, 생선, 달걀, 대두 등에 풍부하게 함유된 단백질이다. 뼈를 튼튼하게 하려면 칼슘이 풍부한 우유와 뼈째 먹는 멸치나 뱅어포 등의 생선을 골고루 챙겨 먹자.

**성장호르몬
호르몬이란 우리 몸의 기능을 조절하기 위한 물질로 몸속에서 만들어져 혈액과 체액을 타고 온몸으로 운반된다. 성장호르몬은 근육과 뼈를 튼튼하게 만드는 작용을 한다.

***사춘기
몸과 마음이 아이에서 어른으로 성장하며 변화가 나타나는 시기. 대략 여덟 살에서 열여덟 살 무렵까지가 사춘기에 해당한다.

해 보자!

키가 작아 보이는 건 구부정한 자세 탓!?

유난히 등이 구부정한 사람이 있다. 등이 구부정하고 어깨가 말린 자세가 굳어지면 키가 실제보다 작아 보일 수 있다. 허리를 똑바로 펴고 등을 꼿꼿하게 세워야 키도 커 보인다는 사실, 잊지 말자!

알아 두자!

칼슘으로 뼈가 튼튼해지려면 햇빛이 필요

음식으로 섭취한 칼슘을 뼈에 제대로 전달하려면 필요한 물질이 있다. 바로 햇빛. 그렇다고 온종일 햇빛을 쬘 필요는 없다. 여름에는 30분, 겨울에는 한 시간가량 야외 활동을 하면 충분하다.

✔ 기억해 두자
□ 뼈가 길어지며 키가 자란다.
□ 우리 뇌는 자는 동안 성장을 위한 명령을 내린다.
□ 뼈가 튼튼해지려면 단백질과 칼슘을 열심히 챙겨 먹고 햇빛을 보자.

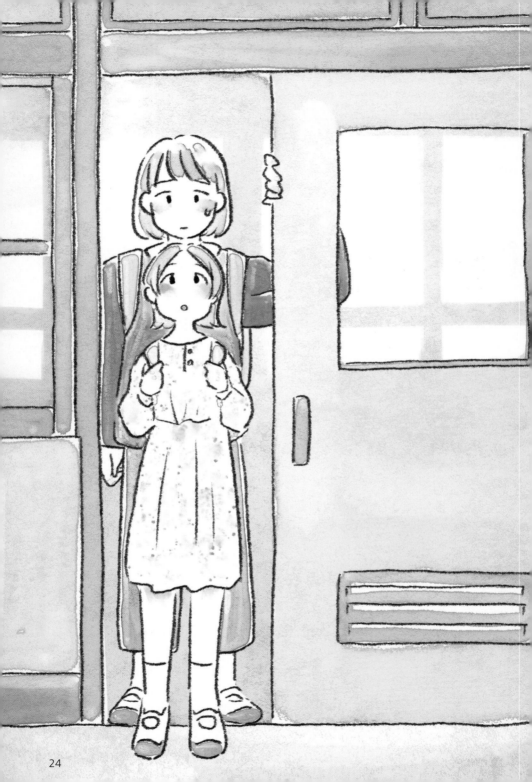

떡 벌어진 어깨 때문에
덩치가 커 보여서 속상해요⋯⋯.

떡 벌어진 어깨가 마음에 들지 않아요. 특별히 하는 운동도 없고, 근력 운동
도 따로 하지 않는데 어깨가 떡 벌어져 있어서 애들이 '어깨 깡패'라며 놀려
서 속상해요. 엄마도 어깨가 넓은 체형인데 엄마를 닮아서일까요⋯⋯?

A

　　어깨가 넓어서 고민인 사람도 있고, 반대로 어깨가 좁고 말려 있어서 고민
하는 사람도 있어.

　　어깨너비처럼 타고난 몸매를 '체형'이라고 불러. 그렇다면 체형은 어떻게
정해질까? 또 내 몸에 자신감을 가지려면 어떻게 해야 할까? 옷 입는 방법
에 따라 신경 쓰이던 단점이 장점이 될 수 있으니까 지금부터 차근차근 알아
보자.

02 '유전'의 영향이 크지만, 옷 입는 스타일로 체형을 보완할 수 있다!

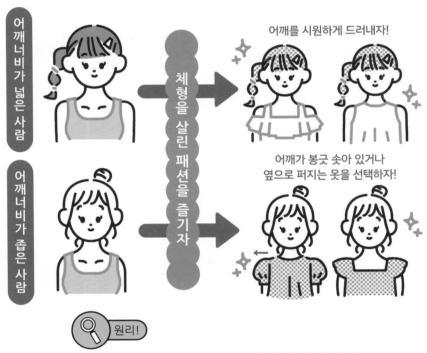

어깨너비가 넓은 사람

체형을 살린 패션을 즐기자

어깨를 시원하게 드러내자!

어깨너비가 좁은 사람

어깨가 봉긋 솟아 있거나 옆으로 퍼지는 옷을 선택하자!

원리!

체형에서는 특히 유전이 강하게 나타난다

*어깨뼈
등 위쪽에 있는 큰 뼈로, 좌우에 날개처럼 붙어 있다.

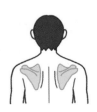

부모가 가지고 있는 성질이 자녀에게 전해지는 현상을 '유전'이라 한다. 어깨너비가 넓어 보이는 건 목덜미에서부터 어깨선을 따라 뻗어 있는 어깨뼈*가 길거나 팔이 붙어 있는 어깨 관절 앞쪽이 크기 때문이다. 뼈의 형태는 '골격**'이라고 하는데, 아빠나 엄마에게 물려받는 경우가 많다.

유전은 체질과 성격 등 다양한 부분에 영향을 미치지만, 키와 골격 등의 체형은 특히 유전의 영향을 강하게 받는다.

넓은 어깨나 반대로 좁은 어깨 등으로 자신의 어깨 모양을 마음에 들어 하지 않는 사람이 있는데, 모든 사람의 체형이 같을 수는 없다. 체형에는 좋고 나쁨이 없다. '이게 나'라고 자신감을 가지고 자신의 몸을 사랑하는 마음가짐이 바람직하다.

**골격
우리 몸 형태를 만드는 온몸의 뼈대. 골격 주위에는 근육이 있고, 바깥쪽에는 피부가 있다.

 해 보자!

옷차림에 신경을 써 보자!

골격과 체격은 바꿀 수 없어도, 옷차림으로 인상을 얼마든지 바꿀 수 있다. 어깨너비가 넓은 사람은 어깨를 숨기기보다 드러내는 디자인의 옷이 시원스럽고 당당한 분위기를 연출한다. 어깨너비가 좁은 사람은 터틀넥처럼 깃이 높은 디자인의 옷이나 어깨 주변이 풍성한 디자인의 옷이 어울린다. 다양한 디자인의 옷을 입어 보며 시험해 보자.

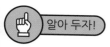 알아 두자!

식사와 운동으로 체형이 바뀐다

부모가 자녀에게 온갖 요소들을 물려주는 현상이 유전인데, 유전이 모든 것을 결정하진 않는다. 엄마는 아담한데 딸은 키가 훌쩍 큰 가족도 있다. 평소 식사와 생활, 운동 등으로 체형과 체질도 바뀔 수 있다.

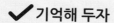 기억해 두자

☐ 부모의 형질을 자녀에게 물려주는 현상을 '유전'이라 부른다.
☐ 어깨너비 등의 골격과 키는 유전에 영향을 많이 받는다.
☐ 골격은 바꿀 수 없어도, 옷차림으로 인상을 바꿀 수 있다.

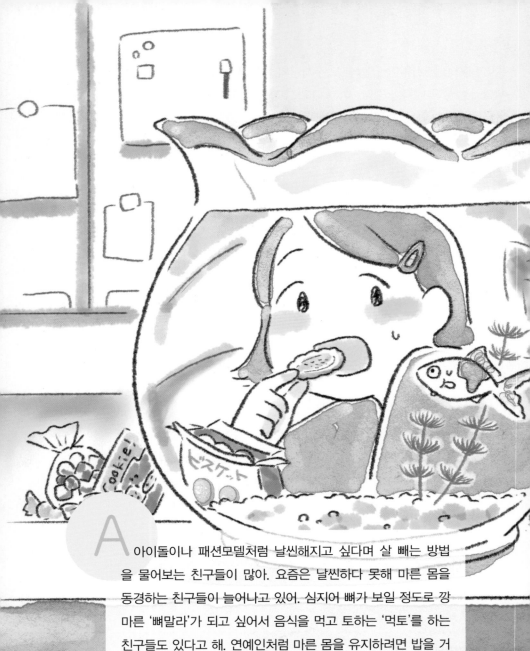

A 아이돌이나 패션모델처럼 날씬해지고 싶다며 살 빼는 방법을 물어보는 친구들이 많아. 요즘은 날씬하다 못해 마른 몸을 동경하는 친구들이 늘어나고 있어. 심지어 뼈가 보일 정도로 깡마른 '뼈말라'가 되고 싶어서 음식을 먹고 토하는 '먹토'를 하는 친구들도 있다고 해. 연예인처럼 마른 몸을 유지하려면 밥을 거의 먹지 않고 살아야 한다는 생각이 퍼지고 있어. 하지만 잘못된 생각이야! 살이 찌는 원리를 이해하면, 건강과 아름다움이라는 두 마리 토끼를 한 번에 잡을 수 있어.

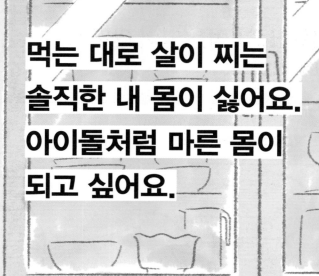

먹는 대로 살이 찌는 솔직한 내 몸이 싫어요. 아이돌처럼 마른 몸이 되고 싶어요.

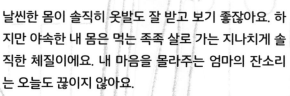

날씬한 몸이 솔직히 옷발도 잘 받고 보기 좋잖아요. 하지만 야속한 내 몸은 먹는 족족 살로 가는 지나치게 솔직한 체질이에요. 내 마음을 몰라주는 엄마의 잔소리는 오늘도 끊이지 않아요.
"복스럽게 좀 먹어라. 밥알 다 셀 거야?"
"제대로 안 먹으면 나중에 골병든다."
엄마가 주는 대로 먹다가는 뚱보가 된다고요! 누가 우리 엄마 좀 말려 줘요……

03 운동량보다 먹는 양이 많아서 살이 찐다!

■ 나는 정말로 뚱뚱할까?

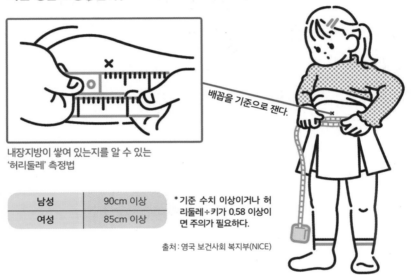

배꼽을 기준으로 잰다.

내장지방이 쌓여 있는지를 알 수 있는
'허리둘레' 측정법

남성	90cm 이상
여성	85cm 이상

*기준 수치 이상이거나 허
리둘레÷키가 0.58 이상이
면 주의가 필요하다.

출처 : 영국 보건사회 복지부(NICE)

원리!

남는 에너지가 지방이 되어 저장된다

우리 몸은 음식에서 에너지를 만들어 내고, 쓰고 남은 에너지는 지방
이 되기 때문에 살이 찌는 것이다.

지방은 부위에 따라 호칭과 하는 일이 달라진다. 피부 아래에 있
는 지방은 '피하지방', 내장 주변에 쌓이는 지방은 '내장지방'이라 부
른다. 사람마다 각자 쌓이는 지방의 양이 다르다.

여기까지 읽고 '지방 따위 필요 없어!'라며 지방을 괘씸하게 여길
수도 있겠지만 지방은 절대 우리 몸에 불필요한 물질이 아니다. 지방
은 우리 생존에 필요한 에너지 저장고이다. 내장지방은 중요한 물질

을 분비하는 역할을 해서 없으면 곤란하다. 살이 찌고 싶지 않다면 먹는 양과 사용하는 에너지 양을 균형 있게 조절해야 한다. 잘 먹고 적절히 몸을 움직이면 불필요한 지방은 쌓이지 않는다. 적당한 양의 지방이 있는 몸은 에너지가 충분해서 병으로부터 스스로를 지킬 수 있다. 또 적당히 지방이 있어야 보기에도 좋다. 적당한 양의 지방은 건강과 외모에 두루두루 도움이 된다는 사실, 기억해 두자.

 해 보자!

먼저 허리둘레를 재자

내장지방은 무시무시한 병의 근원인 대사증후군*의 원인이 될 수 있다. 내장지방은 허리둘레를 재면 어느 정도 알 수 있다. 최근 운동 부족으로 소아 비만과 성인병 환자가 증가하고 있다고 한다.

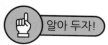 알아 두자!

사춘기의 다이어트는 위험천만!?

지방 창고인 지방 세포**는 스무 살 무렵까지 증가한다. 따라서 사춘기에 무리한 다이어트를 하면 지방 세포가 부족해질 수 있고 여학생은 미래의 임신에도 영향을 줄 수 있다. 그래서 특히 성장기에 무리한 다이어트는 좋지 않다.

*대사증후군
고혈당, 고혈압, 고지혈증, 비만 등의 여러 질환이 한꺼번에 나타나는 상태. 큰병의 원인이 되는 경우가 많기 때문에 이 증상이 나타날 경우 정확한 판단을 위해 혈압과 혈당치 등도 함께 측정해야 한다.

**지방 세포
지방은 우리 몸을 만드는 물질. 세포는 계속 분열해서 사람의 몸을 만든다. 세포에는 다양한 종류가 있는데, 지방 세포는 내부에 지방을 저장한다.

✔ 기억해 두자

☐ 음식에서 얻은 에너지가 남기 때문에 살이 찐다.
☐ 성장기에는 적정한 양의 지방 세포를 만드는 게 중요하다!
☐ 성장기에 무리한 다이어트는 좋지 않다!

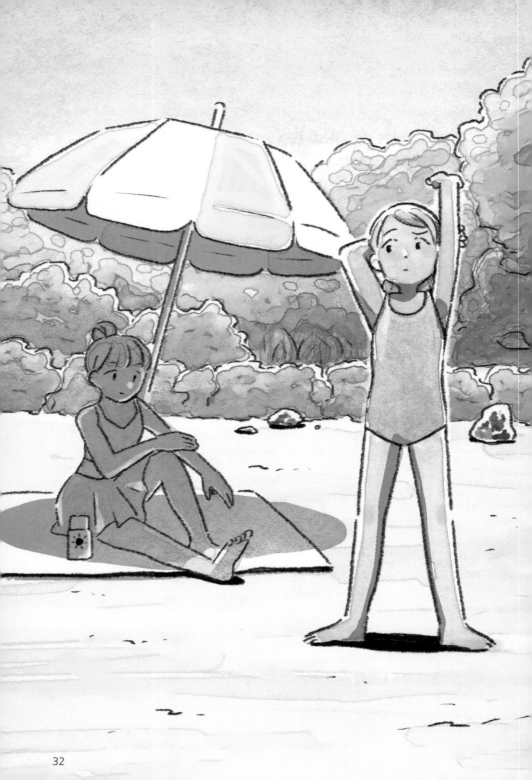

햇빛은
정말 몸에
나쁜가요?

여름이 오면 엄마랑 언니는 "자외선 차단제는 꼭 챙겨 발라야 해"라며 부지런히 바르는데, 피부를 까무잡잡하게 그을리면 나쁜 건가요? 백설 공주도 아니고 흰 피부를 고집할 필요는 없어 보이는데요…….

A

여름이 오면 화장품을 파는 곳마다 온갖 종류의 자외선 차단제가 매대에 잔뜩 깔려 있고, 자외선 차단에 신경을 써야 한다는 말도 자주 듣게 될 거야. 햇빛에 지나치게 오래 노출되면 일광 화상을 입을 수 있고 피부암 등의 원인이 될 수 있으니 조심해야 해.

하지만 한편으로 햇빛을 적당히 쐴 필요가 있지. 뼈를 튼튼하게 해 주고, 면역력도 향상시켜 주는 효과가 햇빛에 있기 때문이야!

04

햇빛은 악당이 아니다!
하루 30분 정도는 필요하다

지나친 햇빛 노출은 금물

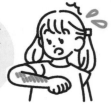

피부가 붉게 달아
오르고 따끔따끔
해지며 각질처럼
일어나더니 벗겨
진다.

어른이 되어
기미와 주름의
원인이 된다.

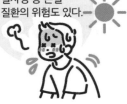

일사병이나
열사병 등 온열
질환의 위험도 있다.

하루 30분 정도가 적당

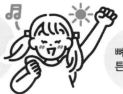

스트레스
발산에
도움이 된다.

뼈가
튼튼해진다.

면역력이
향상된다.

원리!

햇빛을 받으면 비타민D가 만들어진다

엄마나 아빠가 어렸을 적에는 '까무잡잡하게 탄 피부는 건강의 상징'
으로 여겨졌으나, 요즘에는 여러 연구를 통해 이러한 인식에 변화가
생겼다. 햇빛에 지나치게 노출되는 건 피부에 좋지 않고, 열사병이나
일사병 등 온열 질환*의 위험도 있다. 한여름처럼 햇살이 강한 시기
에는 외부에서 활동하는 시간을 줄이고 모자와 자외선 차단제로 직
사광선을 막는 등의 대책이 필요하다.

다만 자외선 차단에 집착해서 햇빛을 지나치게 피하면 뼈가 약해
지고 면역력이 떨어져 감기에 쉽게 걸리는 체질이 될 수 있다. 햇빛

*일사병이나 열사병
등의 온열 질환
일사병은 강한 햇볕에 오
래 노출되었을 때 발생해
서 열탈진이라고도 부른
다. 열사병은 온도와 습
도가 높은 곳에서 몸속의
열이 밖으로 배출되지 않
아 발생한다.
일사병이 심해지면 열사
병으로 발전할 수 있다.

은 비타민D**를 합성하는 작용을 하는데, 비타민D는 뼈를 튼튼하게 해 주고, 감기에 잘 걸리지 않게 해 주는 힘(면역력***)을 향상시키는 효과가 있다. 일광욕할 때 꼭 직사광선에 직접 노출될 필요는 없다. 하루 30분 정도 밖에서 걷거나 공원 그늘에서 노는 정도로 충분하다.

**비타민D
비타민D는 표고버섯 등의 버섯류, 연어, 꽁치, 전갱이 등의 식품에 풍부하다.

***면역력
바이러스나 세균과 같은 이물질이 몸에 들어왔을 때 퇴치하는 기능을 한다.

 해 보자!

자외선 차단제 → 해충 기피제 순서로 바른다

자외선 차단제는 얼굴과 옷으로 가려지지 않는 부분에 바르자. 사용법은 상품 설명서를 찬찬히 읽고 참고하자. 해충 기피제와 함께 사용할 때는 자외선 차단제 → 해충 기피제 순서로 바르는 게 좋다.

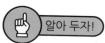 알아 두자!

햇빛에 나가면 피부가 발갛게 달아오르는 사람은……?

체질에 따라 햇빛에 나가면 피부가 발갛게 달아오르는 사람이 있다. 화상과 같은 현상이라, 이런 체질인 사람은 강한 햇살에 노출되지 않도록 옷가지 등으로 자외선을 확실하게 차단하는 게 좋다. 비타민D는 음식으로 보충하자.

✔ **기억해 두자**

☐ 햇빛을 쐬면 면역력이 향상.
☐ 하루 30분 정도 일광욕을 하자.
☐ 햇살이 강한 시간대에는 모자와 자외선 차단제를 활용하자.

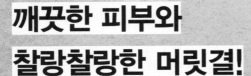

깨끗한 피부와 찰랑찰랑한 머릿결! 먹는 음식으로 만들 수 있을까요?

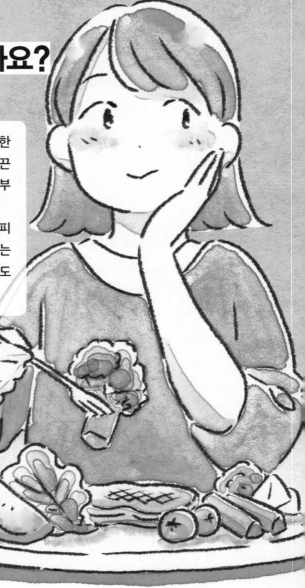

찰랑찰랑 윤기가 흐르는 건강한 머릿결이 너무 부러워요. 매끈매끈 잡티 없이 고운 피부도 부럽고요…….

엄마랑 언니는 비싼 화장품과 피부과 시술로 관리하는데, 나는 아직 어리다고 화장품도 시술도 필요 없다니, 불공평해요.

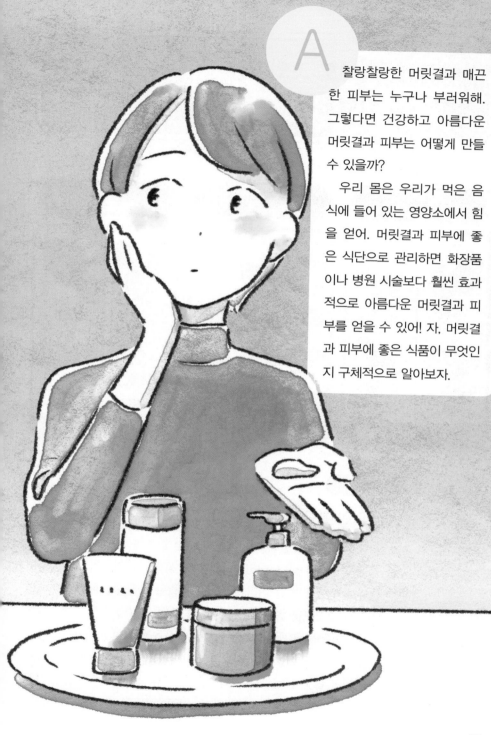

찰랑찰랑한 머릿결과 매끈한 피부는 누구나 부러워해. 그렇다면 건강하고 아름다운 머릿결과 피부는 어떻게 만들 수 있을까?

우리 몸은 우리가 먹은 음식에 들어 있는 영양소에서 힘을 얻어. 머릿결과 피부에 좋은 식단으로 관리하면 화장품이나 병원 시술보다 훨씬 효과적으로 아름다운 머릿결과 피부를 얻을 수 있어! 자, 머릿결과 피부에 좋은 식품이 무엇인지 구체적으로 알아보자.

05

머릿결도 피부도 고와지는
단백질을 섭취하자

■ **5대 영양소를 포함한 주요 식품**

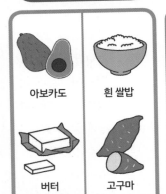

황색 식품 에너지원이 된다		적색 식품 몸을 만든다	녹색 식품 몸 상태를 조절한다	

황색 식품 / 에너지원이 된다

아보카도 / 흰 쌀밥

버터 / 고구마

지방 / 탄수화물

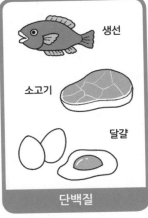

적색 식품 / 몸을 만든다

생선 / 소고기 / 달걀

단백질

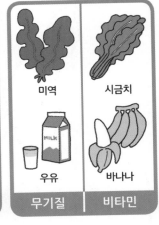

녹색 식품 / 몸 상태를 조절한다

미역 / 시금치

우유 / 바나나

무기질 / 비타민

원리!

건강한 머릿결에는 단백질!

*단백질
단백질은 사람에게 중요한 영양소 중 하나다. 3색 영양소 중 적색 식품에 많이 들어 있다. 우리 몸의 근육, 뼈, 내장, 뇌, 혈액, 피부, 머리카락 등 많은 부분이 단백질로 이루어져 있고, 호르몬과 면역 물질 등을 만드는 재료로도 쓰인다.

찰랑찰랑한 머릿결과 매끈매끈한 피부를 원한다면 충분한 영양을 몸에 공급해야 한다. 머리카락의 주요 성분은 케라틴이라는 물질이다. 케라틴은 단백질*이라 단백질을 포함한 식품을 충분히 섭취하면 건강한 머릿결을 얻을 수 있다. 예를 들어 고기와 생선, 달걀, 콩류 식품처럼 단백질이 풍부하게 함유된 식품을 골고루 섭취하자.

또 피부에도 단백질이 중요하다. 피부 표면을 지키는 세포**에도 케라틴이 들어 있다. 특히 우유, 달걀, 육류, 생선, 대두류를 추천한다. 이런 식품에는 피부와 머리카락 세포를 만드는 단백질과 무기질이 풍부하게 함유되어 있다. 그렇다고 단백질만 먹는 식습관도 좋지 않다. 영양소는 혼자서는 제 기능을 하지 못하기 때문이다.

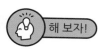 해 보자!

3가지 색 식품을 조합해 영양을 채우자!

왼쪽 그림을 보면 식품을 황색, 적색, 녹색으로 나누어 놓았다. 영양소를 알기 쉽게 색으로 표시한 분류법이다.*** 그림을 참고해서 우리 가족 식단의 영양 균형을 점검해 보자. 이 세 가지 색을 골고루 섭취하는 식단이 바람직하다.

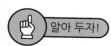 알아 두자!

화장품과 병원 시술은 역효과를 낼 수도 있다

어른들이 사용하는 화장품이나 병원에서 받는 각종 시술은 대체로 지방의 성질을 이용해 수분이 빠져나가지 않게 하는 방법이 많다. 나이를 먹으면 피부와 머릿결을 촉촉하게 유지해 주는 몸속 수분이 줄어들기 때문이다. 십대 때는 체내 수분만으로도 충분하다. 필요 이상으로 공급하면 오히려 모공이 막히는 등 피부에 문제가 발생할 수 있다.

**피부 표면을 지키는 세포
피부의 가장 바깥쪽을 표피라고 하는데, 이 표피 대부분은 각질형성세포(Keratinocyte, 케라티노사이트)로 이루어져 있다. 각질형성세포 속에는 머리카락을 만드는 성분과 같은 케라틴이 많이 들어 있다.

***영양소를 색으로 표시한 분류
'3색 식품군'이라 부른다. 학교 급식 식단표에서 비슷한 그림을 본 적이 있을 수도 있다. 황색은 에너지원이 되는 식품. 적색은 피와 살이 되는 식품. 녹색은 몸 상태를 조절하는 식품이다.

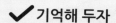 기억해 두자

☐ 찰랑찰랑한 머릿결과 매끈매끈한 피부는 건강의 상징. 단백질 섭취가 중요하다.
☐ 건강을 위해 균형 잡힌 식사로 영양소를 골고루 챙겨 먹자.
☐ 화장품이나 병원 시술을 너무 어린 나이에 시작하면 역효과를 낼 수 있다.

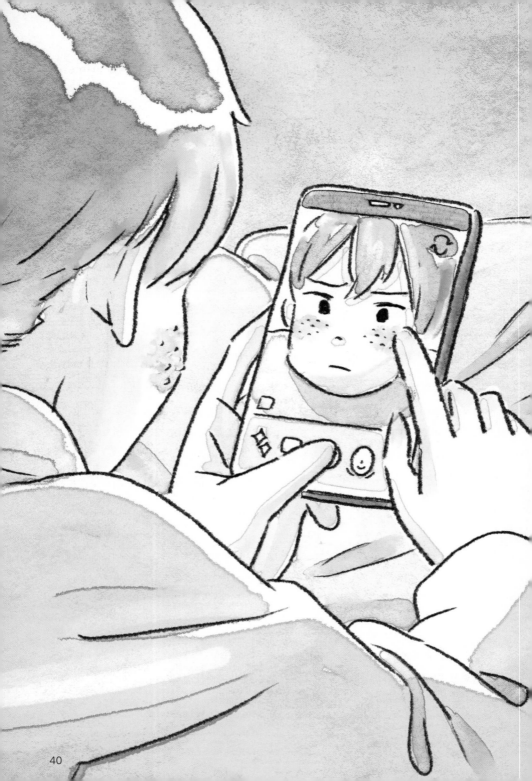

여드름이 점점 심해져서 얼굴이 온통 울긋불긋한데……. 빨리 낫는 방법 없을까요?

매일 아침 깨끗이 세수해서 청결을 유지하는데도 자꾸 여드름이 나요. 아빠는 '조만간 없어진다'고 대수롭지 않은 반응을 보이시지만 아무래도 신경이 쓰여요.

A

깨끗한 피부를 위해 매일 청결을 유지하는 습관, 짝짝짝, 칭찬해! 여드름은 성장기 청소년을 괴롭히는 주요 고민거리 중 하나야. 어른이 되면 대부분 저절로 사라지기는 해.

그런데 왜 사춘기에 유독 여드름이 많아질까? 사춘기에 여드름이 생기는 원리를 알아보자. 이유를 알면 마음이 한결 편해질 테니까.

06

여드름은 호르몬 탓!?
어른이 되면 가라앉는다

■ **여드름의 종류**

빨간 여드름

아크네균이 증가해 불그스름하게 부어오르며 화끈한 통증이 느껴지는 상태. 붉게 달아오르기 전이 '흰 여드름'이다.

노란 여드름

빨간 여드름이 생겼다가 악화해서 고름이 찬 상태

검은 여드름

모공을 막은 피지에 공기가 닿으며 검게 보이는 상태

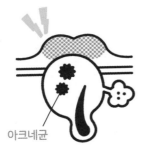

아크네균

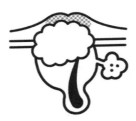

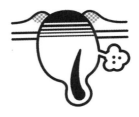

원리!

호르몬의 영향으로 피지가 급격하게 증가한다

*피지를 먹이로 삼는 균
아크네균. 평소에도 피부에 사는 균으로 피부를 지키는 역할을 하는데, 과다 증식하면 붉게 부어오르거나 고름이 생기는 원인이 될 수 있다.

여드름은 피부 기름이 모공 출구를 막으면 생길 수 있다. 피부에서 나온 기름을 '피지'라고 부르는데, 모공 출구가 피지로 막히면, 그 부분에 피지를 먹이로 삼는 균*이 증식한다. 사춘기, 특히 남학생에게 여드름이 많은 건 남자다운 체형을 만드는 '남성 호르몬**'인 테스토스테론이라는 물질이 피지를 증가시키는 작용을 하기 때문이다. 이 호르몬은 사춘기 여학생의 몸에서도 증가한다. 사춘기엔 남성 호르몬이 급격히 많아지며 피지의 양도 빠르게 늘어난다. 다행히 어른이 되면 호르몬이 안정되면서 지긋지긋한 여드름도 자연히 사라진다.

이처럼 피지로 막힌 모공 출구에 모인 균을 어떻게든 처리하려고 우리 몸은 여드름을 만들어 낸다. <mark>지저분한 손으로 만지거나 억지로 여드름 고름***을 짜서 자극을 주면 악화할 수 있다.</mark>

 해 보자!

우선 깨끗이 세수하고 비타민을 섭취하자

여드름이 생겼을 때는 세안으로 피지 찌꺼기를 제거하고 수분을 섭취하자. 또 피부를 청결하게 유지하도록 노력하자. 식단은 기름기가 많은 음식, 지나치게 자극적인 음식을 피하고, 비타민****이 풍부한 식품을 적극적으로 챙겨 먹는 게 좋다.

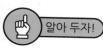 알아 두자!

피지는 우리에게 필요한 '기름'

여드름의 원인이 피지라고 하면 피지를 없애려고 안간힘을 쓰는 친구들이 꼭 있다. 하지만 지나친 피지 제거는 오히려 피부에 독이 될 수 있다. 피지는 피부와 털을 코팅해서 윤기를 내는 역할을 하고 건조한 환경에서 우리 피부를 보호하는 작용을 할 뿐 아니라 피부에 세균이 과다 증식하지 않도록 억제하는 작용도 한다.

**남성 호르몬
목소리가 굵어지고, 근육이 생기는 등 남자다운 체형을 만드는 역할을 한다. 남성뿐 아니라 여성의 몸속에도 남성 호르몬이 있다.

***고름
붉게 부은 피부에서 나오는 탁하고 하얀 액체로 나쁜 균과 싸운 백혈구와 죽은 세포 등으로 이루어져 있다.

****비타민
비타민은 3색 영양소에서는 녹색 식품에 많이 들어 있다. 다른 영양소의 활동을 돕거나, 우리 몸의 각종 기능을 조절한다. 여드름 예방에는 파프리카 등의 채소와 딸기 등의 과일에 풍부한 비타민C가 효과가 있다고 알려져 있다.

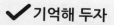

기억해 두자

☐ 여드름의 원인은 모공을 막은 피지.
☐ 남성 호르몬이 증가하면 피지 분비가 늘어난다.
☐ 꼼꼼하게 세수하고 비타민이 풍부한 음식을 챙겨 먹자.

털이
너무 많아요…….

여자인데 털이 너무 많아서 '털보'라는 별명까지 생겼어요……. 팔 다리 털은 기본이고 눈썹도 송충이 눈썹이라 속상해요. 이러다 수염 까지 날까 봐 겁이 나요……. 털이 나지 않게 하는 방법 없을까요?

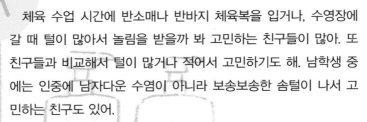

A

체육 수업 시간에 반소매나 반바지 체육복을 입거나, 수영장에 갈 때 털이 많아서 놀림을 받을까 봐 고민하는 친구들이 많아. 또 친구들과 비교해서 털이 많거나 적어서 고민하기도 해. 남학생 중 에는 인중에 남자다운 수염이 아니라 보송보송한 솜털이 나서 고 민하는 친구도 있어.

사람은 각양각색. 이 세상에 똑같은 사람은 하나도 없어. 털도 개성의 하나야. 다른 사람과 비교하지 말고 내 몸의 변화 원리를 바르게 이해하려는 마음가짐이 필요해.

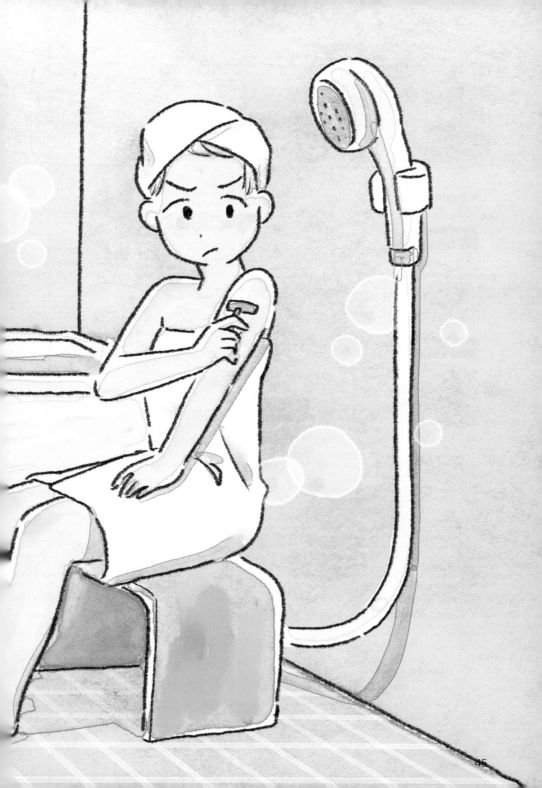

07

털의 역할을 이해하면서,
살짝 다듬는 정도라면 괜찮다

■ 포유류는 털이 있다

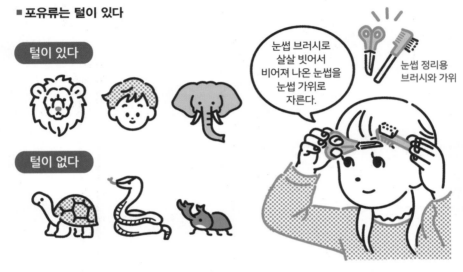

털이 있다

털이 없다

눈썹 브러시로 살살 빗어서 비어져 나온 눈썹을 눈썹 가위로 자른다.

눈썹 정리용 브러시와 가위

★ 눈썹을 살짝 다듬어도 좋다!

원리!

호르몬 양에 따라 털이 자란다

*포유류
척추가 있는 동물로, 우리 인간도 포유류다. 알을 낳지 않는다는 특징도 있다.

몸에 나는 털은 포유류*의 특징이다. 인간은 옷을 입어서 다른 동물들만큼 체모의 효과를 느끼지 못하나, 체모는 피부를 지켜 주고 체온을 유지하게 해 주는 역할을 한다.

사춘기에 들어서면 남학생은 근육이 붙으며 탄탄하고 다부진 체형이 되고, 여학생은 몸 선에 굴곡이 생기며 몸매에 변화가 나타나기 시작한다. 몸에 난 털도 딱 이 무렵에 짙어진다. 호르몬이라는 우리 몸의 기능을 조절하는 물질이 혈액 속에서 대량으로 분비되어, 그 영향으로 지금까지 털이 없던 부위에 털이 나거나, 굵어지고 숱이 많아지기도 한다.

털이 자라는 양이나 순서와 속도는 사람마다 다른데, 몸의 성장이 멈추는 무렵에 안정을 찾는다. 사춘기는 몸과 마음에 모두 큰 변화가 나타나는 시기다. 미리 알아 두면 변화를 안심하고 받아들일 수 있다.

 해 보자!

내 손으로 체모 관리에 도전!

팔다리에 털이 많아서 신경 쓰이는 사람은 자기 관리**에 도전해 보자. 눈썹이 마음에 들지 않는다면 눈썹 전용 브러시와 가위 등으로 가볍게 다듬어도 좋다. 다만 눈썹과 속눈썹은 눈에 먼지가 들어가지 않도록 막아 주고, 감정을 전달하는 중요한 역할***을 하므로 박박 미는 수준으로 잘라내지 않도록 주의하자.

**자기 관리
눈썹 이외의 잔털 관리는 230쪽을 참고하자.

***감정을 전달하는
　중요한 역할
인간은 눈썹이 있어서 다양한 표정을 지을 수 있다. 눈썹은 언어를 사용하지 않는 소통에서 자신의 감정을 상대방에게 전달하는 중요한 역할을 맡고 있다.

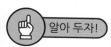 알아 두자!

털을 밀면 더 굵어진다던데!?

털은 끝부분으로 갈수록 가늘어지는데, 면도기로 밀면 모근에 가까운 굵은 부분이 잘려 나간다. 잘린 면의 면적이 크니 털이 더 굵어진 것처럼 보여 털을 민 후에 털이 더 굵어졌다고 착각할 수 있다. 하지만 털을 민다고 굵어지지 않으니 걱정할 필요 없다.

✔ 기억해 두자
☐ 체모는 피부를 지켜 주고, 체온을 유지하게 해 주는 역할을 한다.
☐ 사춘기에 들어서면 체모가 굵어지는 부분이 있다.
☐ 체모를 관리할 때 지나치게 손을 대지 말고 적정 수준을 유지하자.

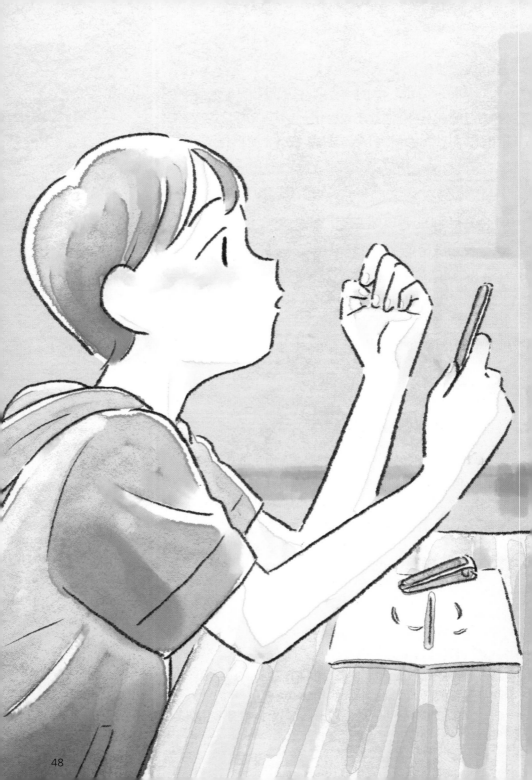

네일아트를 하면 손톱이 숨을 쉴 수 없게 된다는 말이 사실인가요?

알록달록한 매니큐어나 화려한 네일아트를 해 보고 싶어요. 엄마는 '아직은 너무 일러' '손톱 건강에 안 좋아'라며 허락해 주시지 않는데, 정말로 네일아 트가 몸에 나쁜지 궁금해요.

A

매니큐어를 바르거나 반짝거리는 스톤 등을 붙이는 네일아트를 즐기는 사 람이 늘어나며, '나도 해 보고 싶어!'라는 마음이 충분히 들 수 있어. 한편으로는 매니큐어를 바르면 손톱이 숨을 못 쉬어서 상한다며 망설이는 사람도 있지. 매니큐어를 바르면 정말로 손톱이 숨을 쉬지 못할까? 네일아 트의 진실, 그것이 알고 싶다!

'손톱 호흡설'은 거짓!
매니큐어를 지우는 리무버 사용만 주의!

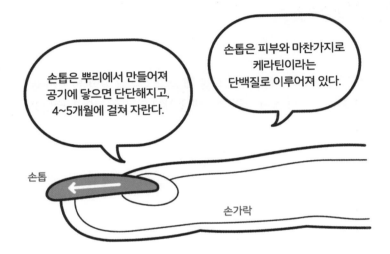

손톱은 뿌리에서 만들어져 공기에 닿으면 단단해지고, 4~5개월에 걸쳐 자란다.

손톱은 피부와 마찬가지로 케라틴이라는 단백질로 이루어져 있다.

손톱

손가락

 원리!

손발톱은 피부가 단단해진 부분

*손발톱
손발톱은 피부와 머리카락과 같은 성분(단백질)으로 이루어져 있다. 어른이 되면 하루에 자라는 길이는 약 0.1mm. 십대에는 조금 더 빨리 자란다.

손발톱*은 피부 세포가 단단해진 부분이다. 쉽게 말해 피부의 일부다. 손톱은 손끝을 보호하고, 물건을 잡기 쉽게 해 주는 역할을 한다. 발톱은 체중을 지탱하는 중요한 사명을 맡고 있다. 말이나 소의 발을 보면 큼직한 발굽이 붙어 있는데, 사람의 발에는 발굽이 없다. 발톱이 발굽 역할을 대신하고 있는 셈이다.

손톱은 뿌리 부분에서 만들어져 앞을 향해 밀려 나간다. 손톱은 공기에 닿으면 단단해지는데, 단단해진 시점에서 세포는 죽는다. 따라서 매니큐어를 바르는 것 자체는 문제가 되지 않는다.

문제는 매니큐어를 지울 때 쓰는 리무버. 리무버 속에는 매니큐어를 지우는 약품이 들어 있는데, 이 성분이 손발톱과 피부에 필요한 유분**까지 함께 제거해서, 피부와 손발톱의 기능이 저하될 수 있다.

**필요한 유분
손발톱과 피부 표면에는 유분으로 이루어진 막이 있다. 이 막이 외부 세균으로부터 우리를 지켜 준다.

 해 보자!

네일 리무버 성분을 점검!

네일 리무버에 포함된 성분 중, 손발톱과 피부의 유분까지 제거하는 성분은 '아세톤***'이다. 최근 아세톤이 들어 있지 않은 일명 '아세톤 프리' 제품도 출시되고 있다. 제품 성분 표시를 꼼꼼히 확인하고 나서 계산대로 가져가자. 또 손톱을 갈아서 광을 내는 '네일 파일****'은 손발톱 표면의 막까지 갈아 낼 수 있어 과하게 사용하지 않는 것이 좋다.

***아세톤
아세톤은 물질을 벗겨 내는 성질이 있는 화학 물질로, 아세톤 성분이 들어 있는 리무버 제품을 흔히 '아세톤'이라 부른다. 불이 잘 붙는 성질도 있다.

****네일 파일
사포처럼 손톱 표면을 갈아 내는 도구. 사용 후에 매끈매끈해지고 반짝반짝 광이 나 보여도 알고 보면 손톱 깊은 부분까지 벗겨 내 손상이 생기기도 한다.

알아 두자!

매니큐어와 손톱 사이에 균이 들어갈 수도 있다!

매니큐어를 바르거나 장식을 붙이면 아무리 꼼꼼하게 관리해도 손톱과의 사이에 틈이 생긴다. 이 틈에 물이 들어가 세균이 증식할 수 있다. 감염되면 손톱 색이 변하거나 손톱 주변의 거스러미가 붉게 부어오를 수 있다.

✔ 기억해 두자

□ 손발톱은 피부(몸의 피부)와 같은 성분으로 이루어져 있다.
□ 손톱은 손끝을 지키고 물건을 잡기 쉽게 해 주는 역할을 한다.
□ 네일 리무버 성분을 꼼꼼히 확인하자.

콘택트렌즈를
끼고 싶어요!

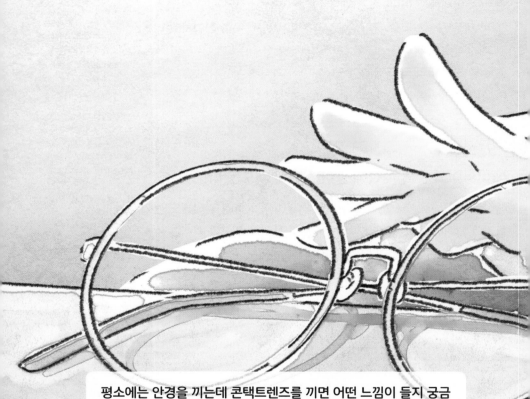

평소에는 안경을 끼는데 콘택트렌즈를 끼면 어떤 느낌이 들지 궁금해요. 기왕 콘택트렌즈를 낀다면 눈이 초롱초롱하고 더 예뻐 보이는 컬러 렌즈나 서클 렌즈를 껴 보고 싶어요.

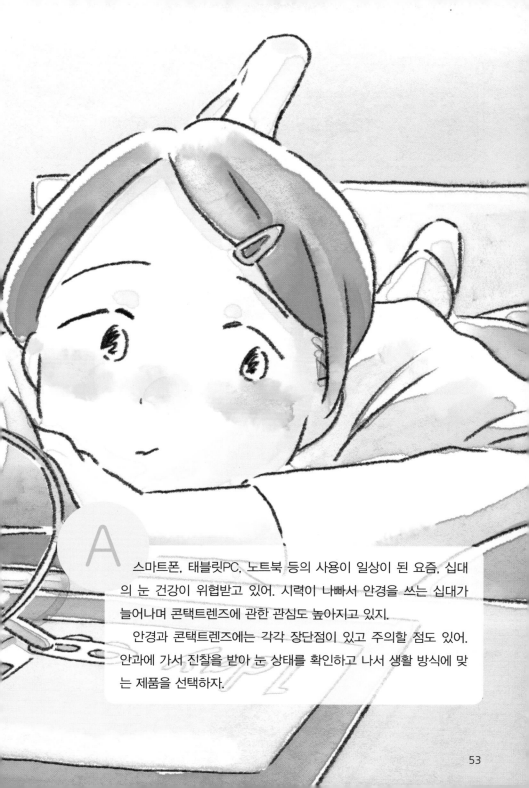

스마트폰, 태블릿PC, 노트북 등의 사용이 일상이 된 요즘, 십대의 눈 건강이 위협받고 있어. 시력이 나빠서 안경을 쓰는 십대가 늘어나며 콘택트렌즈에 관한 관심도 높아지고 있지.

안경과 콘택트렌즈에는 각각 장단점이 있고 주의할 점도 있어. 안과에 가서 진찰을 받아 눈 상태를 확인하고 나서 생활 방식에 맞는 제품을 선택하자.

09

건강한 눈에는 눈물이 촉촉!
우선 눈 건강부터 확인하자

■ **보이는 범위가 다르다**

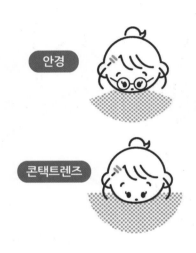

안경

콘택트렌즈

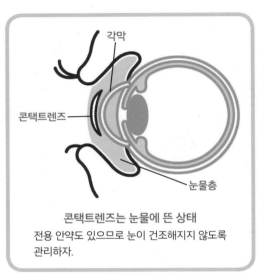

각막

콘택트렌즈

눈물층

콘택트렌즈는 눈물에 뜬 상태
전용 안약도 있으므로 눈이 건조해지지 않도록
관리하자.

 원리!

산소와 영양을 공급하는 눈물의 역할

*콘택트렌즈
콘택트렌즈에는 부드러운 소재로 만들어진 소프트렌즈와 단단한 재질로 만들어진 하드렌즈가 있다. 각각의 장점, 주의사항을 이해하고 나서 선택하자.

콘택트렌즈*는 눈 속에 넣는 안경이라고 생각하면 이해하기 쉽다. 안구에 올려져 있어 안경보다 자연스럽게 물체를 볼 수 있고, 김이 서려 부옇게 시야를 가리지 않는다. 안경에는 없는 장점이 있는 셈이다.

콘택트렌즈가 '안구 위에 올려진 상태'라고 설명했는데, 실은 안구 위에 직접 놓여 있다고는 할 수 없다. 우리 눈 표면에는 항상 눈물이 흐르고 있어 콘택트렌즈는 그 눈물 위에 뜬 상태**이다.

눈물은 눈 표면이 마르지 않게 하는 역할 이외에도 눈에 산소와 영양을 공급하고, 눈을 청결하게 유지해 주는 등의 역할을 한다. 콘택트렌즈를 사용할 때는 충분한 양의 눈물이 분비되어야 한다. 또 사용할 때는 주의사항을 꼭 지켜야 안전하게 사용할 수 있다. 눈 상태와 관계없이 장시간 착용할 수 있는 안경을 더 편하게 느끼는 사람도 있다.

 해 보자!

돋보기로 눈의 구조를 재현해 보자

돋보기를 준비해서 작은 물체를 관찰해 보자. 렌즈의 위치를 바꾸면 물체가 커 보이기도 하고 작아져 보이기도 하는데, 시력이 나빠지는 현상은 이처럼 렌즈 조절에 이상이 생기며 발생한다.

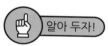 알아 두자!

컬러 렌즈는 특히 주의!

눈동자를 또렷하고 커 보이게 하거나 색을 바꿀 수 있는 컬러 콘택트렌즈(컬러 렌즈)가 인기다. 그런데 컬러 렌즈 중에는 렌즈에 색을 넣어 산소가 잘 투과되지 않거나,*** 색을 내는 방식에 문제가 있는 제품도 있다. 이런 제품을 사용하면 눈 관련 질환에 걸릴 위험이 있다는 보고도 있으니 안과에 가서 상담한 후에 안전하게 사용하자.

**눈물 위에 뜬 상태
컵에 물이 넘치기 직전까지 물을 따르면 표면이 볼록해지면서 물이 쏟아지지 않는다. 이것은 물끼리 잡아당기는 힘이 작용하기 때문이다. 콘택트렌즈가 빠지지 않는 것도 같은 이치이다.

***산소가 잘 투과되지 않는다
콘택트렌즈를 선택할 때 가장 중요한 조건 중 하나가 산소 투과율이다. 렌즈 표면에는 무수한 구멍이 있어 공기가 통하도록 만들어져 있다.

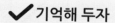 기억해 두자

☐ 콘택트렌즈에는 안경에는 없는 장점이 있다.
☐ 눈 건강에는 충분한 양의 눈물이 중요하다.
☐ 콘택트렌즈를 사용하기 전에 안과에 가서 상담하자.

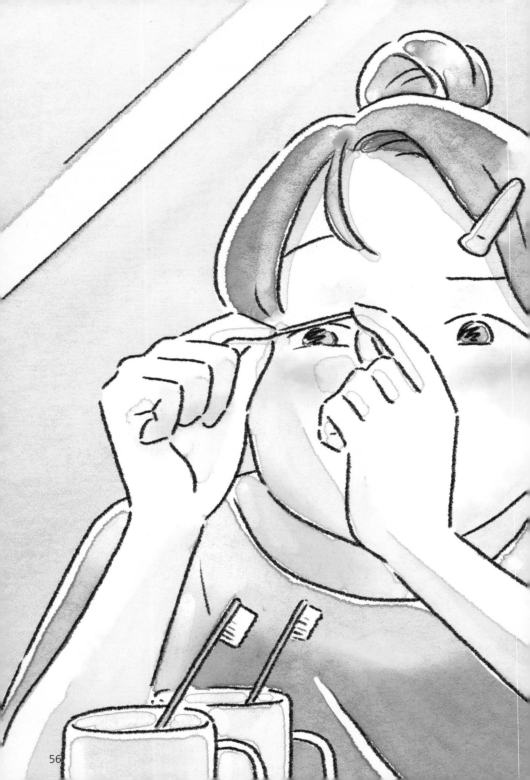

쌍꺼풀이 있으면 좋겠어요!
쌍꺼풀 테이프를
사용해도 괜찮을까요?

쌍꺼풀이 없는 외까풀이라 쌍꺼풀이 있는 또렷한 눈매가 부러워요. 가끔 용돈을 모아서 쌍꺼풀 테이프를 사서 쓰기도 하는데, 괜찮을까요?

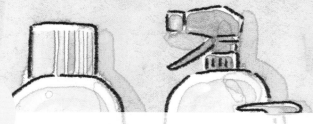

쌍꺼풀이 있으면 확실히 눈이 크고 또렷해져 시원스러운 인상을 주지. 그렇다고 쌍꺼풀이 있는 눈이 없는 눈보다 더 예쁘다는 건 아니야. 아름다움의 기준은 제각각 다르니까.

요즘은 다양성의 시대라 다른 사람과 다른 나만의 개성이 더 중요해.

10

초롱초롱한 눈은
활기찬 표정에서부터

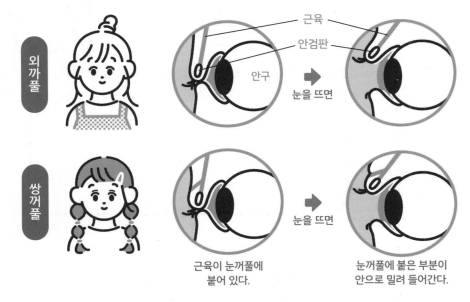

외까풀

근육
안검판
안구

눈을 뜨면

쌍꺼풀

근육이 눈꺼풀에
붙어 있다.

눈을 뜨면

눈꺼풀에 붙은 부분이
안으로 밀려 들어간다.

원리!

외까풀과 쌍꺼풀은 눈을 뜨는 '근육이 붙어 있는 방식'의 차이

*눈꺼풀
눈꺼풀은 인간의 몸 중에서 가장 피부가 얇다. 외까풀인 사람이 눈을 마구 비비면 일시적으로 쌍꺼풀이 생기는 건 눈꺼풀의 피부가 '비비는 동작'이라는 자극에 반응하며 붓기 때문이다.

우리나라 사람은 눈꺼풀*이 외까풀인 사람이 약 68퍼센트로 쌍꺼풀이 있는 사람보다 많다고 한다. 그렇다면 외까풀과 쌍꺼풀의 차이는 무엇일까? 바로 윗눈꺼풀의 생김새에 있다. 윗눈꺼풀 안에는 연골처럼 길쭉하고 질긴 막(안검)이 들어 있다. 눈을 떴을 때 이 막을 근육이 똑바로 들어 올리면 외까풀 눈이 된다. 반대로 근육이 한 번 안으로 접혀 들어가서 떠지면 쌍꺼풀이 생긴다. 즉 막을 들어 올리는 근육의 차이라고 할 수 있다.

일반적으로 쌍꺼풀이 있으면 눈이 커 보이긴 한다. 하지만 어른이 되면 많은 여성이 외까풀이든 쌍꺼풀이든 예전보다 눈이 작아졌다고 느낀다. 이는 눈 주변 근육이 느슨해져 처지며 생기는 현상이다. 또렷한 눈매는 생기 넘치는 표정에서 시작된다고 하니, 밝고 환한 미소를 연습해 보자.

 해 보자!

쌍꺼풀 테이프에 도전!

시중에 쌍꺼풀을 만들어 주는 일명 '쌍꺼풀 테이프**' 제품이 판매되고 있다. 눈꺼풀에 테이프를 붙이면 피부가 접혀 들어가 선이 생기며 쌍꺼풀을 만드는 원리이다.

**쌍꺼풀 테이프
눈 전용 미용 제품. 액체 타입과 테이프 타입 등 다양한 종류가 있다.

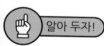 알아 두자!

눈꺼풀은 무척이나 민감한 부위

눈이 커 보이게 해 준다는 갖가지 정보가 인터넷과 잡지 등에 차고 넘친다. 눈이 커 보이는 방법을 따라 해 볼 생각이라면 한 가지 염두에 둘 사항이 있다. 우리 눈꺼풀은 생각보다 얇은 부위다. 표면을 지키기 위해 기름을 분비하는 피지선***이 눈꺼풀에 있다. 즉 눈꺼풀은 무척이나 민감한 부위이다. 쌍꺼풀 테이프를 장시간, 자주 사용하면 눈 건강에 문제가 생길 수 있으므로 주의해서 사용하자.

***피지선
피부에 있는 기관. 피지선은 모공과 함께 존재해서 피지(기름)를 분비하고, 털이 자랄 때 마찰을 줄이는 역할을 한다.

✔ **기억해 두자**
☐ 우리나라 사람의 약 68퍼센트는 외까풀이다.
☐ 눈매가 주는 인상은 얼굴 전체의 표정을 바꿀 수 있다.
☐ 쌍꺼풀 테이프를 잘못 쓰면 눈꺼풀에 상처가 생길 수도 있다.

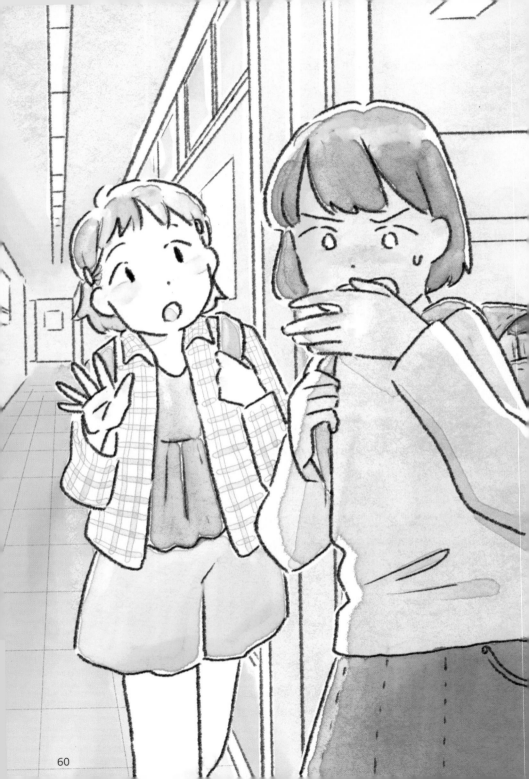

입 냄새가 심해요·····.
입 냄새를 없앨
방법 없을까요?

매일 꼼꼼하게 양치질을 하고 등교하는데 입 냄새가 심해서 다른 사람들과 이야기할 때 신경이 쓰여요. 구취를 없애는 방법, 양치 후의 상쾌함을 오래 유지하는 방법이 궁금해요.

A

사춘기에 접어들면 다른 사람이 나를 어떻게 보는지 신경이 쓰이는 법이 지. 그래서 입 냄새도 갑자기 신경이 쓰일 수 있어.

하지만 각자 자신에게 관심을 기울이느라 본인 일 이외에는 관심이 없을 수 있어. '괜찮아'라고 자신을 다독여 보자. 또 구취가 생기는 원리를 알아 두면 갑자기 입 냄새가 신경 쓰일 때 바로 대처할 수 있을 거야!

입안이 건조한 느낌이 들 때는 수분을 섭취하자!

■ **코 호흡으로 구취 예방**

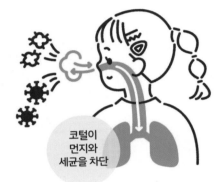

코 호흡 │ 침이 나와 구취를 예방한다.

코털이 먼지와 세균을 차단

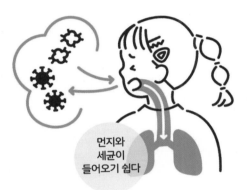

입 호흡 │ 입이 말라 구취가 날 수 있다.

먼지와 세균이 들어오기 쉽다

입 냄새는 침의 양과 관련 있다

*입 냄새의 원인이 되는 물질
입안에 사는 세균에서 발생하는 가스가 입 냄새의 주요 원인이다. 자는 동안 세균이 증식하므로 자고 일어나면 입을 물로 헹구고 양치질을 해서 세균을 씻어 내자.

우선 누구나 입 냄새가 날 수 있다는 사실을 염두에 두자. 아침에 일어났을 때나 배가 고플 때, 긴장했을 때 입 냄새가 심해질 수 있다. 공통적인 이유는 침. 침의 양이 줄어들면 입 냄새의 원인이 되는 물질*이 늘어나기 때문이다. 양치질로 냄새의 원인을 없애거나 식사 때 수분을 충분히 섭취하면, 자연스럽게 구취가 줄어든다. 또 마늘이나 양파처럼 냄새가 강한 음식을 먹으면 일시적으로 입 냄새가 날 수 있는데, 시간이 지나면 저절로 사라지니까 너무 걱정하지 말자.

어른이 입 냄새가 난다면 질병을 의심할 수 있으나, 청소년의 구취는 질병이 원인인 경우가 드물다고 한다. 청소년의 구취는 주로 '입호흡**'이 문제. 입으로 숨 쉬면 입안이 마르면서 세균이 증식하기 때문이다.

**입 호흡
최근 나이와 무관하게 입으로 호흡하는 사람이 늘고 있다. 원인은 대화 부족, 부드러운 음식 섭취, 입 주변 근육 발달 부족 등을 꼽을 수 있다.

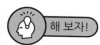 해 보자!

너무 예민해지지 말자!

작은 물통을 가지고 다니며 수시로 입안을 적셔 주자. 충분한 수분을 유지하면 구취의 원인이 되는 물질이 발생하는 걸 줄일 수 있다.

입 냄새 이외의 일에도 적용할 수 있는데, 사람은 의외로 남의 일에 관심이 없다. 긴장이나 스트레스를 받으면 침이 잘 나오지 않아 입 냄새를 심하게 만들 수 있으니, 너무 예민하게 받아들이지 말자.

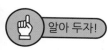 알아 두자!

치아와 함께 혀도 꼼꼼하게 닦자

구취의 원인이 되는 물질은 주로 혀에서 증식한다. 그러니 입 냄새를 줄이려면 혀 클리너***를 사용해 보자. 혀 클리너로 3~4회 안에서 밖으로 닦아 내자. 혀 클리너 사용은 하루 한 번 정도가 적당하다. 지나치게 자주 닦으면 맛을 느끼는 부분이 손상되어 미각 이상이 발생할 수 있다.

***혀 클리너
혀 한가운데 보이는 하얀 부분을 '설태'라고 부른다. 설태에 음식물 찌꺼기 등이 엉겨 붙어 입 냄새를 유발하는 세균의 서식처가 될 수 있다.

✔ **기억해 두자**
☐ 구취는 대개 입안이 건조해지면 심해지는 경향이 있다.
☐ 긴장으로 입 냄새가 심해질 수 있으므로, 너무 예민해지지 말자.
☐ 수분을 충분히 보충하고 혀를 꼼꼼하게 닦자.

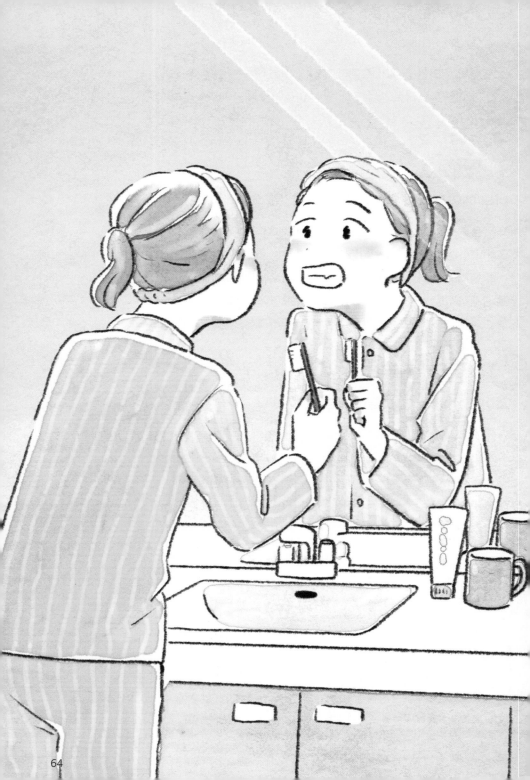

삐뚤빼뚤한
치열이 신경 쓰여요.
치아 교정을 받는 게
좋을까요?

치열이 고르지 못해 입을 벌리고 활짝 웃으면 부끄러워요. 교정 중인 친구도 있는데, 생각보다 아프고 힘들다고 해서 겁이 나요. 그래도 최대한 빨리 교정 치료를 받는 게 나을까요?

A

삐뚤빼뚤 고르지 못한 치열이 부끄러워서 활짝 웃지 못한다는 고민을 자주 들어. 마음껏 웃지 못한다니, 참으로 안타까운 일이야. 그렇다고 교정을 쉽게 시작할 엄두도 나지 않지. 힘든 교정 과정을 견뎌 내야 하고 시간과 비용도 많이 드니까.

교정은 언제든 시작할 수 있으니 신중하게 생각해서 판단하자. 여기서는 치아 교합의 중요성에 관해 알아 두자.

12

치열이 고르지 않을수록
꼭꼭 씹어 먹는 습관이 중요하다

■ 교합이 나쁘다?

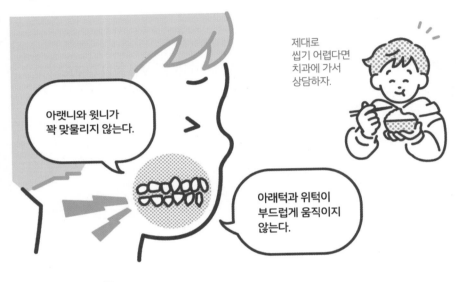

아랫니와 윗니가
꽉 맞물리지 않는다.

제대로
씹기 어렵다면
치과에 가서
상담하자.

아래턱과 위턱이
부드럽게 움직이지
않는다.

원리!

치열은 충치뿐 아니라 소화에도 영향을 준다

*턱 모양
턱이 작으면 치아가 나란
히 자랄 공간이 부족해
덧니가 생길 수 있다. 젖
니가 나 있는 동안에 음
식을 꼭꼭 씹어 먹는 것
이 중요하다.

치열은 턱 모양*과 치아가 자라는 방향, 크기 등 다양한 원인을 통해
만들어진다. 교정을 할지 말지는 다니는 치과의 의사 선생님과 상담
해서 결정하자.

치열이 고르지 못하면 충치가 생기기 쉽다. 삐뚤빼뚤 못난 치아는
미용상 보기 좋지 않고 인상에도 영향을 미치지만, 무엇보다 건강상
의 문제를 일으킬 수 있다. 치아가 음식물이 들어가는 입구에 자리
잡고 있기 때문이다. 우리는 입에 음식을 넣어 치아로 씹어서 식도를
거쳐서 위로 보내는데** 치열이 고르지 못하면 '씹기'에 지장이 생길

우려가 있다. 치열 그리고 교합은 겉보기에도 중요하지만, 건강한 생활을 위해서도 중요하다.

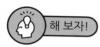 해 보자!

치실과 치간 칫솔을 사용하자

치열이 나쁘면 칫솔이 잘 닿지 않는 부분이 생길 수밖에 없다. 제대로 관리하지 않으면 당연히 충치가 생기므로 양치질에 더욱 신경을 써야 한다. 칫솔뿐 아니라 치실***과 치간 칫솔 등 다양한 도구를 활용해서 꼼꼼하게 관리하자.

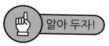 알아 두자!

어른이 되고 나서도 교정할 수 있다

성장기에 교정을 하면 교정 기간이 짧아질 수 있다는 인식이 있는데 꼭 그렇지만은 않다. 영구치가 다 난 후, 어른이 되고 나서도 교정을 시작할 수 있다. 교정은 언제 시작해도 상당히 긴 시간이 필요하므로 조급하게 서두를 필요 없다. 주위 사람의 의견에도 귀를 기울여 보자. 덧니가 오히려 나만의 개성이 될 수도 있으니 신중하게 생각하자.

**치아로 씹어서 위로 보낸다
음식을 꼭꼭 씹어서 삼키지 않으면 위에 부담을 주어 소화 관련 질환이 생길 수 있다.

***치실
치아 사이를 닦는 실. 칫솔이 들어가기 힘든 좁은 틈새를 깨끗이 닦아 낼 수 있어서 유용하다.

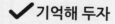 기억해 두자

☐ 치열은 음식의 소화·호흡에도 영향을 준다.
☐ 치열이 고르지 못하면 충치가 생기기 쉽다.
☐ 교정은 언제든 시작할 수 있다.

머리카락을 염색하면 모발이 어느 정도나 상할까요?

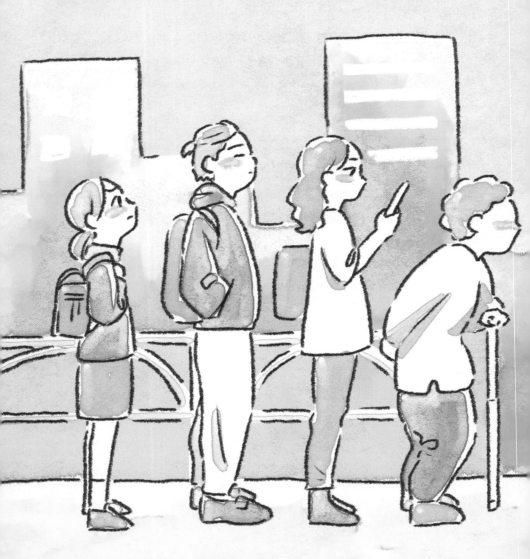

머리 색이 너무 까매서 칙칙하고 답답해 보여요. 밝은색으로 염색하고 싶은데 엄마는 "머릿결이 상한다"며 반대해요. 엄마도 새치를 염색하면서 왜 나는 못 하게 말릴까요?

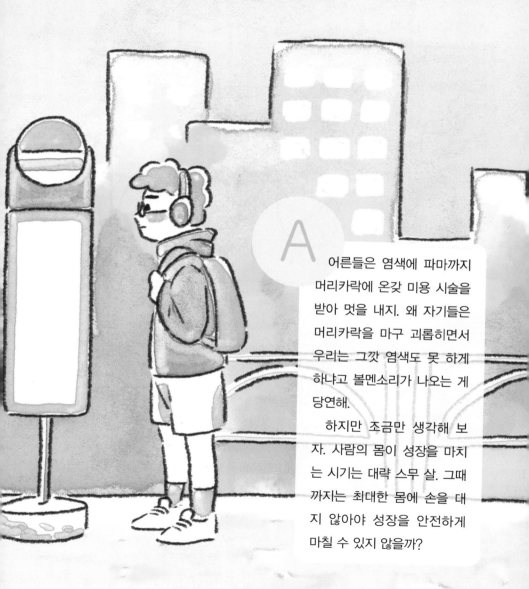

A

어른들은 염색에 파마까지 머리카락에 온갖 미용 시술을 받아 멋을 내지. 왜 자기들은 머리카락을 마구 괴롭히면서 우리는 그깟 염색도 못 하게 하냐고 볼멘소리가 나오는 게 당연해.

하지만 조금만 생각해 보자. 사람의 몸이 성장을 마치는 시기는 대략 스무 살. 그때까지는 최대한 몸에 손을 대지 않아야 성장을 안전하게 마칠 수 있지 않을까?

13

성장기에는 조금 참자!
자연 그대로가 가장 예쁘다

■ **머릿결 관리 방법**

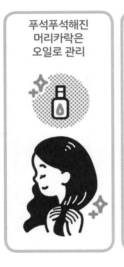

푸석푸석해진
머리카락은
오일로 관리

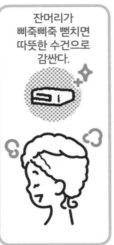

잔머리가
삐죽삐죽 뻗치면
따뜻한 수건으로
감싼다.

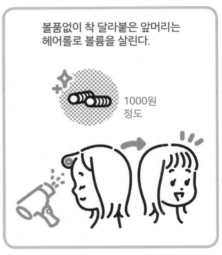

볼품없이 착 달라붙은 앞머리는
헤어롤로 볼륨을 살린다.

1000원
정도

 원리!

성장기인 스무 살까지는 자연 그대로!

*세포
우리 몸을 만드는 입자
단위 물질. 세포에는 다
양한 종류가 있다. 31쪽
에서 지방 세포를 살펴보
았다.

예전보다는 미용실에서 사용하는 염색과 파마 약품이 개선되어 머릿결에 주는 손상이 상당히 줄어들었다고 한다. 하지만 되도록 신체 성장이 끝나는 스무 살 무렵까지는 기다리는 게 바람직하다.

　머리카락뿐 아니라 온몸은 대략 스무 살 언저리까지 세포 분열을 반복하며 성장한다. 새로운 세포*가 차례차례 태어나는 이 시기에 외부에서 자극을 주면 타고난 성장력에 나쁜 영향을 끼칠 수 있다. 성장이 일단 완성된 후에는 있던 세포를 돌려쓰게 되니, 성장기에 건강한 세포를 만들어 두어야 아름다운 머릿결과 피부, 건강한 몸으로 살 수 있다.

아기의 피부를 보자. 아기는 혈관이 비쳐 보일 정도로 맑고 투명한 피부를 가지고 있다. 사춘기 청소년의 머리카락도 아무것도 하지 않아도 찰랑찰랑 윤기가 흐른다. 본연의 아름다움을 소중히 여기는 마음가짐을 잊지 말자!

 해 보자!

염색하기 전에 할 수 있는 일이 있다!

머리카락을 밝게 염색하지 않아도 얼마든지 밝은 인상을 연출할 수 있다. 머릿결이 푸석푸석할 때는 헤어 오일을 1~2방울 머리카락 전체에 스며들도록 바르고 드라이어로 말려 보자. 또 앞머리에 볼륨을 주고 싶을 때는 헤어롤**을 활용하고, 잔머리가 삐죽삐죽 섰을 때는 따뜻한 물에 적신 수건을 3분 정도 머리에 쓰고 있다가 드라이어로 말리면 잔머리가 정리되고 볼륨은 살아난다.

**헤어롤
돌돌 말기만 하면 저절로 고정되는 제품도 있다.

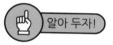 알아 두자!

염색할 때는 부모님과 의논하자

염색에 사용하는 약품에는 위험한 물질도 있다. 왜 염색하고 싶은지 솔직한 감정***을 부모님께 말씀드리고 난 다음 염색을 결정하자.

***솔직한 감정
'예뻐지고 싶다' '남들에게 예뻐 보이고 싶다'는 마음은 사람으로서 당연한 감정이다.

✔ 기억해 두자
☐ 성장기에는 최대한 자연에 맡기는 게 좋다.
☐ 염색하지 않아도 밝은 분위기를 연출할 수 있다.
☐ 염색할 때는 부모님과 의논하자.

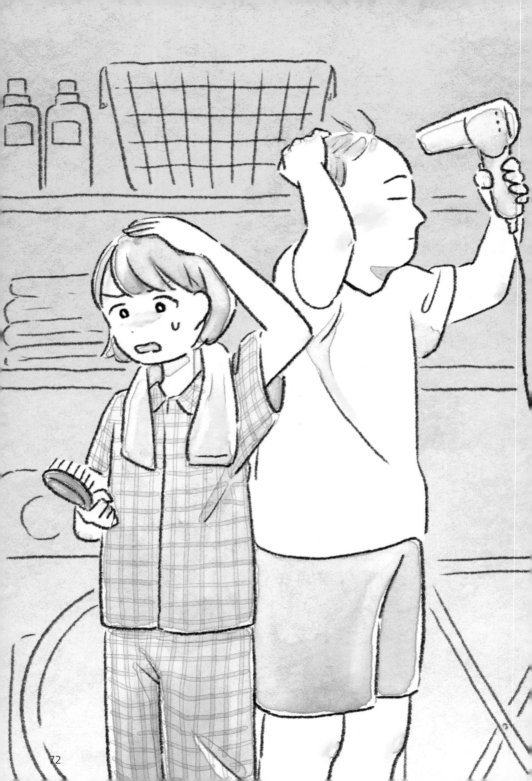

머리카락이
너무 많이 빠져요.
혹시 탈모가
아닐까요?

머리를 기르는 중인데 탈모가 의심될 정도로 너무 많이 빠져요. 이렇게 빠지
다가는 머리가 나는 속도를 따라가지 못할까 봐 걱정이에요…….

A

　　머리를 빗을 때마다 빗에 묻어나는 수북한 머리카락……. '이렇게 빠지다
가 혹시 탈모가 생기는 건 아닐까?' 불안해질 수 있어. 그러나 탈모는 우리
상상을 뛰어넘을 정도로 엄청나게 많은 가닥의 머리카락이 빠지는 증상이라
고 해. 평소보다 더 빠지는 정도는 시간이 지나면 저절로 좋아져.
　　또 머리카락은 호르몬 균형의 영향이 큰 부분이기도 해. 호르몬이 불안정
한 사춘기에는 특히 명심해 두자!

14

머리카락은 약 10만 가닥!
하루에 100가닥은 빠진다!

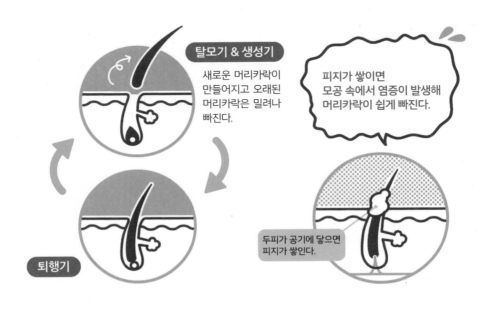

탈모기 & 생성기

새로운 머리카락이
만들어지고 오래된
머리카락은 밀려나
빠진다.

피지가 쌓이면
모공 속에서 염증이 발생해
머리카락이 쉽게 빠진다.

퇴행기

두피가 공기에 닿으면
피지가 쌓인다.

원리!

호르몬의 영향으로 피지가 급격하게 증가한다

*머리카락 수명
머리카락의 수명은 평균
남성이 4~5년, 여성이
5~6년이다.

한국 성인의 평균 머리카락 수는 9~12만 가닥이다. 어렸을 때는 가늘다가 자라면서 점점 굵어지고, 성인이 되면 다시 가늘어지고 숱이 줄어든다. 머리카락은 몇 년 자라면 수명을 다해* 성장이 멈추고 빠진다.

이 교체 주기를 '모주기(hair cycle)'라고 부르는데, 10만여 개의 모공 각각에서 일어나는 현상으로, 1일 기준으로 보면 약 100가닥이 빠진다는 계산이 나온다. 이 정도 수준이라면 걱정할 필요가 없다. 참고로 우리 머리카락은 한 달에 약 1cm씩 자란다고 한다.

건강한 머리카락을 위해 신경 써서 관리해야 할 부분이 있다. 바로 위생과 스트레스다. 사춘기에는 남성 호르몬**과 여성 호르몬*** 이 많이 분비되는데, 호르몬의 급격한 변화로 일시적으로 머리카락이 많이 빠질 수 있다. 두피에 피지****가 쌓이면 모공이 막혀 머리카락이 쉽게 빠질 수 있으므로 청결을 유지하는 게 관건이다.

**남성 호르몬
→ 43쪽으로

***여성 호르몬
임신과 출산에 대비해 적합한 몸매를 만드는 작용을 한다. 여성뿐 아니라 남성의 몸에도 소량이지만 여성 호르몬이 있다.

****피지
모발 자체도 남성 호르몬의 영향을 받으나, 피지도 남성 호르몬의 영향을 크게 받는다.

 해 보자!

다양한 나이 대의 머리카락을 살펴보자

예를 들어 아빠, 엄마, 할아버지, 할머니의 머리카락을 찬찬히 관찰해 보자. 아기의 머리카락도 기회가 있으면 살펴보자. 머리카락이 나이와 성별에 따라 완전히 다르다는 사실을 알 수 있다.

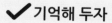 알아 두자!

따뜻한 물로 오염을 충분히 제거할 수 있다

샴푸*****를 사용하기 전에 꼼꼼하게 따뜻한 물로 먼지와 피지 등 오염을 제거하자. 어지간한 오염은 따뜻한 물로 충분히 제거할 수 있다.

물로 깨끗이 헹군 다음 소량의 샴푸를 손에 짜서 거품을 충분히 낸 후 샴푸 거품을 두피에 올리고 두피를 부드럽게 마사지하자. 이 단계에서 거품이 사라진다면 한 차례 헹구고 샴푸로 한 번 더 거품을 내서 따뜻한 물로 깨끗하게 씻어 낸다.

*****샴푸
머리카락끼리 비비면 머릿결이 손상될 수 있다. 안쪽에서부터 손가락을 넣어 거품과 함께 손가락이 미끄러지듯 가볍게 문지르는 정도가 적당하다.

✔️기억해 두자
□ 하루에 빠지는 머리카락은 약 100가닥.
□ 사춘기에는 머리카락이 많이 빠질 때가 있다.
□ 두피의 피지를 제거하려면 따뜻한 물로 충분히 헹구자.

알아 두어야 할 나다움 이야기

'남자·여자다움'보다는
'나다움'이 중요하다

일반적으로 '여자다움'이라고 하면 '상냥하고 얌전하다'를 떠올리고, '남자다움'이라고 하면 '힘이 세고 운동을 좋아한다' 등의 이미지가 있다. 이는 사회적 성에 지나지 않는다. 이러한 일반적 이미지와 실제 자아가 일치하지 않아 마음 고생을 하는 사람도 있다. 그러나 사회적 성에 대한 사고방식은 사는 나라와 지역의 문화와 사회, 시대에 따라 상당히 달라지는 경향이 있다.

'남자다움' '여자다움'보다는 '나다움'이 중요하다. 상냥하고 얌전한 남성도, 힘세고 만능 스포츠맨인 여성도 충분히 멋질 수 있다.

각자 자신과 상대방의 성을 존중하며 나다운 인간관계를 가꾸어 나가자.

PART 2

가르쳐 주세요!

컨디션을
끌어올리는 방법

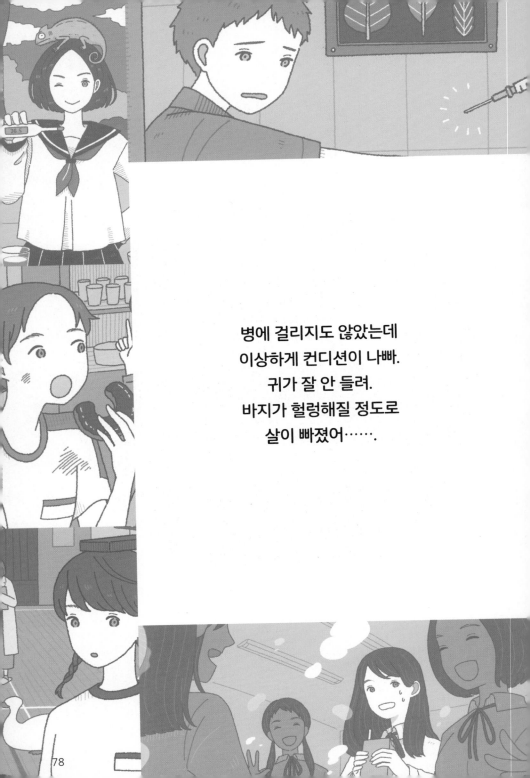

병에 걸리지도 않았는데
이상하게 컨디션이 나빠.
귀가 잘 안 들려.
바지가 헐렁해질 정도로
살이 빠졌어…….

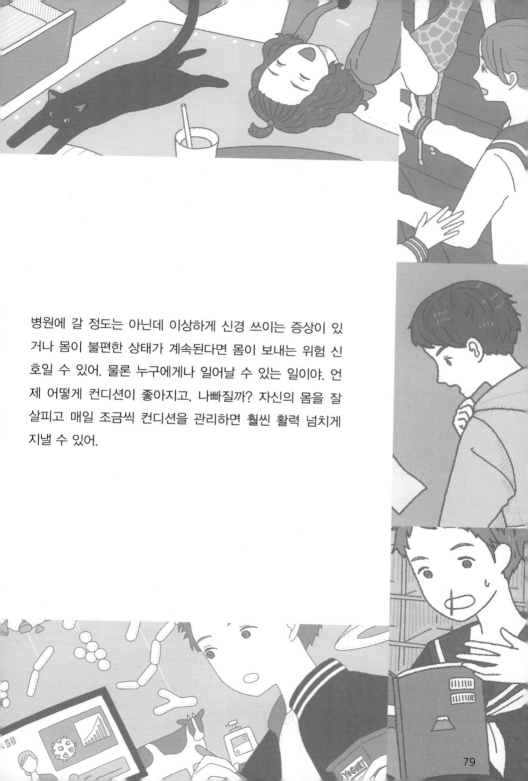

병원에 갈 정도는 아닌데 이상하게 신경 쓰이는 증상이 있거나 몸이 불편한 상태가 계속된다면 몸이 보내는 위험 신호일 수 있어. 물론 누구에게나 일어날 수 있는 일이야. 언제 어떻게 컨디션이 좋아지고, 나빠질까? 자신의 몸을 잘 살피고 매일 조금씩 컨디션을 관리하면 훨씬 활력 넘치게 지낼 수 있어.

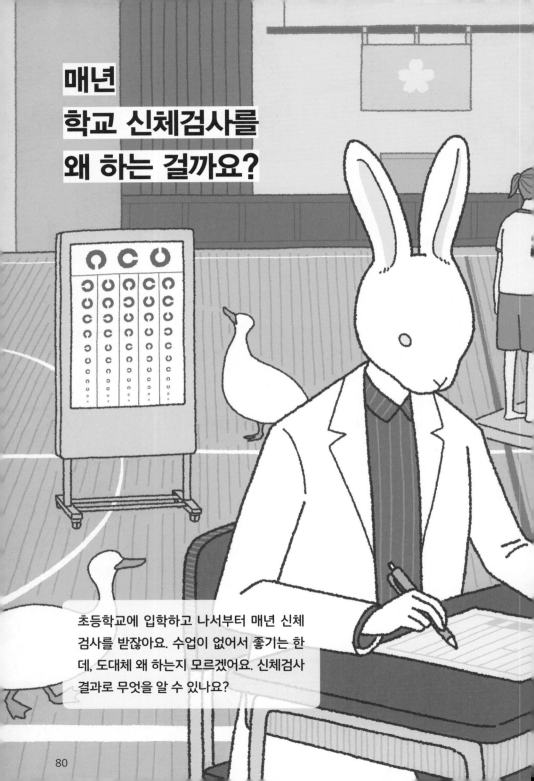

매년
학교 신체검사를
왜 하는 걸까요?

초등학교에 입학하고 나서부터 매년 신체
검사를 받잖아요. 수업이 없어서 좋기는 한
데, 도대체 왜 하는지 모르겠어요. 신체검사
결과로 무엇을 알 수 있나요?

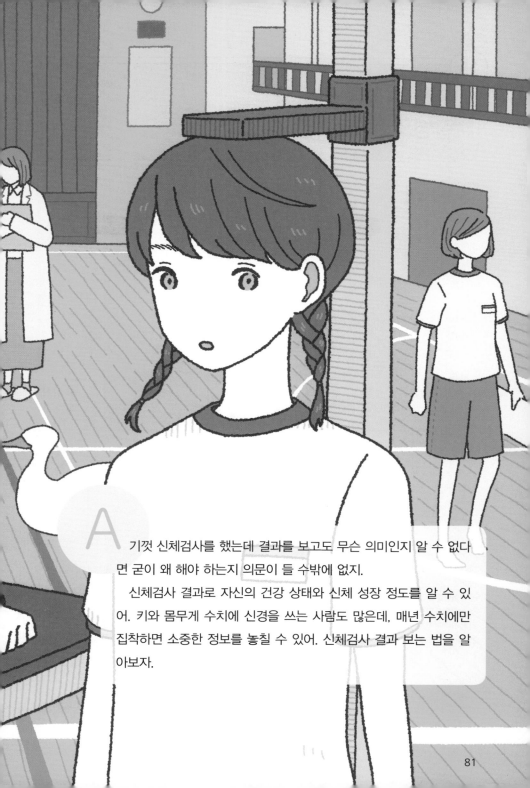

기껏 신체검사를 했는데 결과를 보고도 무슨 의미인지 알 수 없다면 굳이 왜 해야 하는지 의문이 들 수밖에 없지.

신체검사 결과로 자신의 건강 상태와 신체 성장 정도를 알 수 있어. 키와 몸무게 수치에 신경을 쓰는 사람도 많은데, 매년 수치에만 집착하면 소중한 정보를 놓칠 수 있어. 신체검사 결과 보는 법을 알아보자.

몸

15

자신의 성장 정도와
질병의 전조를 알 수 있다!

■ 성장 곡선

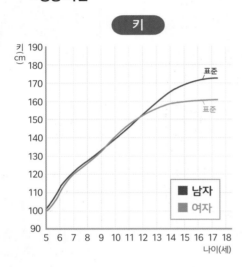

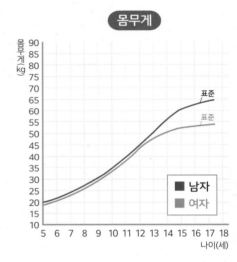

원리!

매년 수치를 비교하는 과정이 중요!

*충치
입안의 뮤탄스균이란 세
균이 치아를 썩게 만드는
것. 치료하지 않으면 뼈까
지 충치가 파고들어 심각
한 병에 걸릴 수 있다.

인간의 몸은 나이를 먹으면서 성장하는데, 열 살 무렵이 되면 키가 쑥쑥 크고 몸무게가 부쩍 늘어나기 시작한다. 그러나 성장 속도는 사람마다 천차만별이다. 단순히 친구보다 키가 크다거나 몸무게가 많이 나간다고 비교하는 건 의미가 없다. 작년의 나와 비교해야 한다. 매년 신체검사 결과를 보면 자신의 몸이 건강하게 성장하고 있는지를 알 수 있다.

또 병을 조기에 발견할 수 있다는 것도 신체검사의 장점이다. 시력이나 청력이 갑자기 나빠지지는 않았는지, 충치*는 없는지, 치아 교합에 문제는 없는지, 신장 관련 질환**은 없는지 등 다양한 항목을 알 수 있다.

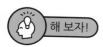 해 보자!

자신의 성장 곡선을 그려 보자!

매년 성장 정도를 확인하기 위해 자신의 성장 곡선을 그려 보자. 성장 곡선은 나이마다 키와 체중을 적어 넣고, 곡선으로 연결한 그래프다.

　표준 곡선에서 크게 벗어났을 때는 건강이나 영양 상태에 이상이 있는 것일 수 있으므로, 부모님과 함께 병원에 가서 상담을 받아 보는 게 좋다. 성장 곡선을 그릴 때는 초등학교에 들어갈 때까지의 키와 몸무게도 부모님에게 물어서 적어 넣으면 현재 내가 얼마나 많이 성장했는지를 정확하게 파악할 수 있다.

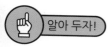 알아 두자!

사춘기는 인간이 급성장하는 시기

인간이 태어나서부터 죽을 때까지 폭발적으로 성장***하는 시기가 두 번 있다. 첫 번째는 아기였을 때다. 태어나서부터 한 살이 될 때까지 키는 1.5배 정도, 몸무게는 약 3배 정도 늘어난다. 두 번째는 사춘기로, 가장 많이 성장할 때는 1년 사이에 10cm가량 키가 자랄 수도 있다.

***폭발적으로 성장
사춘기는 뼈와 내장 등 몸을 성장시키는 물질인 성장호르몬이 활발하게 분비되는 시기다. 성장호르몬은 밤 10시에서 새벽 2시 사이에 왕성하게 나오므로 밤에 충분히 잠을 자야 잘 성장할 수 있다.

✔ **기억해 두자**
□ 신체검사로 자신의 성장 정도와 질병 유무를 알 수 있다.
□ 신체검사 수치는 작년의 것과 비교해야 한다.
□ 성장 곡선을 그려서 자신의 성장 정도를 확인해 보자.

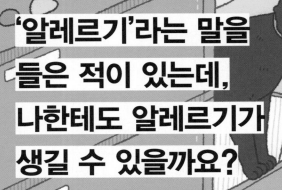

'알레르기'라는 말을 들은 적이 있는데, 나한테도 알레르기가 생길 수 있을까요?

우유 알레르기가 있어서 학교 우유 급식을 신청하지 않거나 고양이 알레르기가 있어서 고양이를 만지지 못하는 친구를 본 적이 있어요. 알레르기가 있는 친구들은 이런저런 고생이 많아 보이던데, 앞으로 나도 알레르기가 생길 수 있을까요?

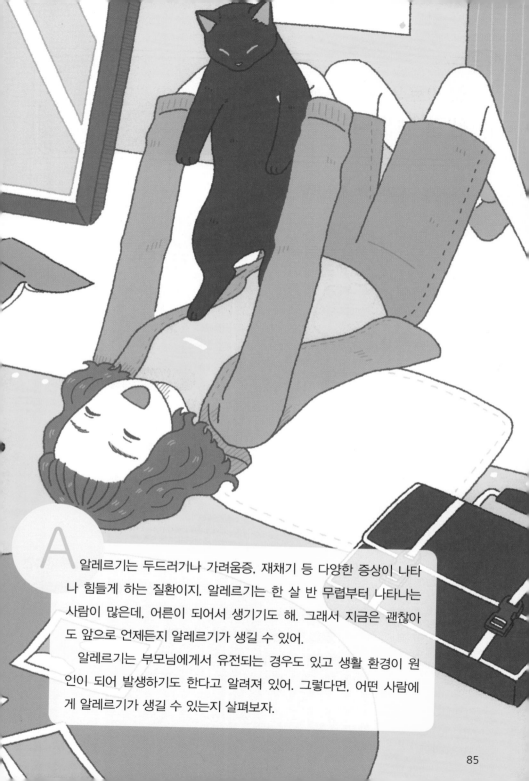

알레르기는 두드러기나 가려움증, 재채기 등 다양한 증상이 나타나 힘들게 하는 질환이지. 알레르기는 한 살 반 무렵부터 나타나는 사람이 많은데, 어른이 되어서 생기기도 해. 그래서 지금은 괜찮아도 앞으로 언제든지 알레르기가 생길 수 있어.

알레르기는 부모님에게서 유전되는 경우도 있고 생활 환경이 원인이 되어 발생하기도 한다고 알려져 있어. 그렇다면, 어떤 사람에게 알레르기가 생길 수 있는지 살펴보자.

16

알레르기는 누구에게나 생길 수 있다

■ 알레르기가 발생하는 주요 원인

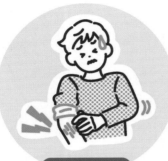

신체적 원인
- 체질
- 면역 기능의 작용 정도
- 영향을 받기 쉬운 정도

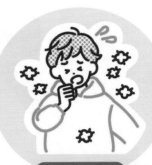

환경적 원인
- 원인 물질 접촉
- 오염된 공기
- 담배 연기
- 바이러스 등의 감염
- 날씨, 온도, 습도 등

원리!

알레르기는 과도한 면역 작용으로 발생한다

*면역
바이러스나 세균과 같은 이물질이 몸에 들어왔을 때, 이물질을 판별해서 처리하는 원리다. 적의 정보를 수집하는 면역 세포와 공격에 나서는 면역 세포 등이 있다.

인간은 바이러스처럼 질병의 원인이 되는 이물질이 몸에 들어오면 그들을 공격하는 면역* 작용으로 몸을 지킨다. 알레르기는 면역이 과도하게 작용해서 자신의 몸에 이상이 일어나 발생하며, 두드러기나 부어오름, 가려움증 등의 증상이 나타나는 질환이다.

알레르기를 일으키는 체질은 부모에게서 유전된다. 부모가 알레르기가 있다면 자녀는 약 80퍼센트 확률로 알레르기가 발생한다는 연구 결과도 있다.

알레르기 환경이란 우유나 고양이 털처럼 알레르기의 원인이 되는 물질**, 담배 연기처럼 몸에 나쁜 물질이 주위에 어느 정도로 존재하는지를 말한다. 알레르기 원인 물질에 과도하게 노출되면 면역계가 민감해지며 알레르기가 발생할 수 있다. 부모가 알레르기가 있더라도 원인 물질에 적게 노출되는 환경을 만들면 앞으로 알레르기가 생길 확률을 줄일 수 있다.

**원인이 되는 물질
음식, 꽃가루, 먼지, 미세먼지, 담배 연기와 자동차 배기가스 등으로 오염된 공기 등도 알레르기의 원인이 될 수 있다. 집 안을 깨끗이 유지하는 습관이 중요하다.

 해 보자!

알레르기가 잘 생기지 않는 환경을 만들자

환경은 스스로 바꿀 수 있다. 알레르기의 원인이 되는 물질과 최대한 접촉을 줄이자. 진드기나 곰팡이, 먼지, 반려동물의 털은 알레르기의 원인이 될 수 있으므로, 가족이 분담해서 집 전체를 구석구석 청소하는 습관을 만들어 두면 알레르기 예방에 도움이 된다. 반려동물이 있다면 더욱 부지런히 자주 청소하자.

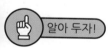 알아 두자!

증상이 나타나지 않는 동안에는 무엇이든 먹어 보자!

음식에 관해서는 증상이 나올 때까지는 예민하게 음식을 가리며 신경을 곤두세울 필요가 없다. 부모의 알레르기가 그대로 나타난다는 보장이 없기 때문이다. 음식을 심하게 가리면 영양 불균형이 발생할 수 있으므로 골고루 먹자.

✔ **기억해 두자**
☐ 알레르기의 원인은 체질과 환경에 있다.
☐ 누구에게나 알레르기가 생길 수 있다.
☐ 면역 반응이 해롭지 않은 물질에까지 끼치는 증상이 알레르기.

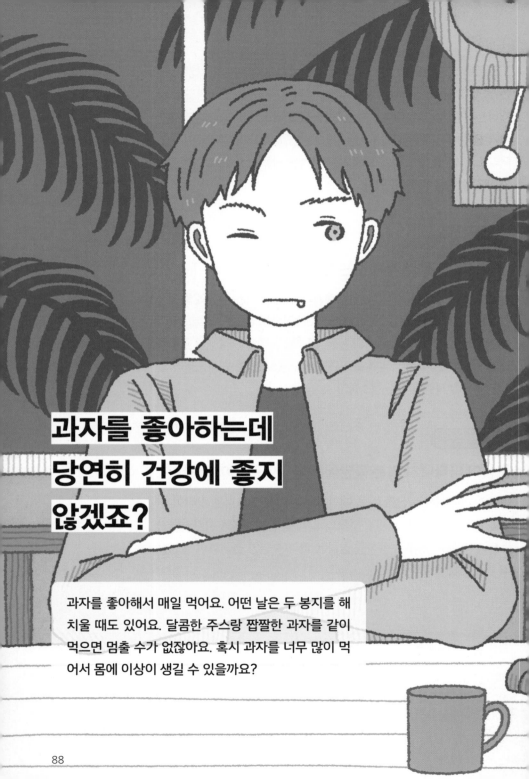

과자를 좋아하는데 당연히 건강에 좋지 않겠죠?

과자를 좋아해서 매일 먹어요. 어떤 날은 두 봉지를 해치울 때도 있어요. 달콤한 주스랑 짭짤한 과자를 같이 먹으면 멈출 수가 없잖아요. 혹시 과자를 너무 많이 먹어서 몸에 이상이 생길 수 있을까요?

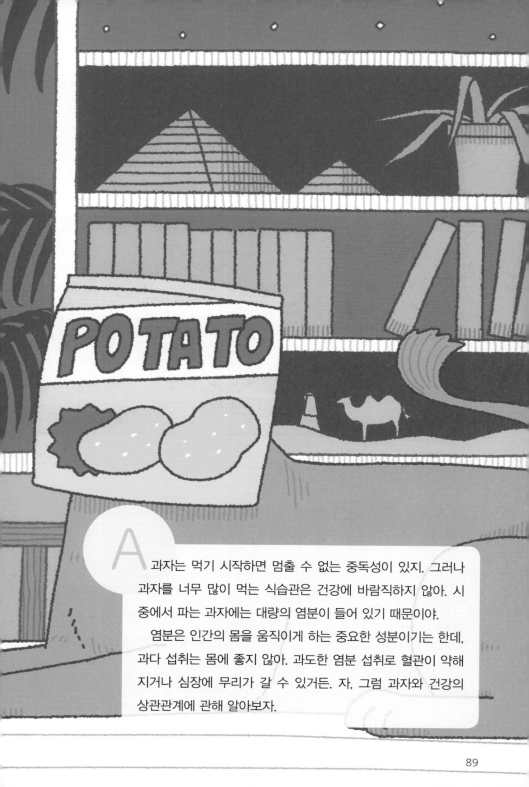

A 과자는 먹기 시작하면 멈출 수 없는 중독성이 있지. 그러나 과자를 너무 많이 먹는 식습관은 건강에 바람직하지 않아. 시중에서 파는 과자에는 대량의 염분이 들어 있기 때문이야.

염분은 인간의 몸을 움직이게 하는 중요한 성분이기는 한데, 과다 섭취는 몸에 좋지 않아. 과도한 염분 섭취로 혈관이 약해지거나 심장에 무리가 갈 수 있거든. 자, 그럼 과자와 건강의 상관관계에 관해 알아보자.

17

과자를 많이 먹으면
혈압이 올라갈 수 있다

■ **식품에 들어 있는 평균 염분**

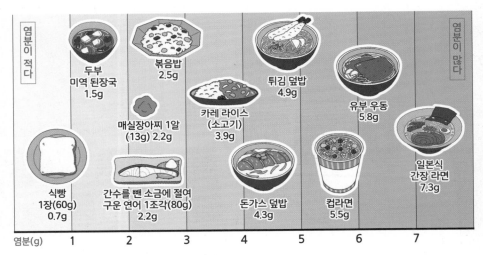

두부
미역 된장국
1.5g

볶음밥
2.5g

튀김 덮밥
4.9g

유부 우동
5.8g

염분이 적다

매실장아찌 1알
(13g) 2.2g

카레 라이스
(소고기)
3.9g

식빵
1장(60g)
0.7g

간수를 뺀 소금에 절여
구운 연어 1조각(80g)
2.2g

돈가스 덮밥
4.3g

컵라면
5.5g

일본식
간장 라면
7.3g

염분이 많다

염분(g)   1   2   3   4   5   6   7

★ 위 그래프의 염분량은 평균적인 수치이다.

원리!

혈압이 높아지면 혈관이 약해진다

*혈압
혈압은 너무 높아도 너
무 낮아도 좋지 않다. 혈
압이 낮으면 온몸으로 혈
액이 잘 순환되지 않아서
쉽게 현기증을 느낄 수
있다.

혈압*이 높아지면 혈관 내막이 손상을 입기 쉽다. 이러한 손상은 혈
관 벽의 동맥경화 현상에 기여하여 혈관 벽을 약하게 만들 수 있다.
혈관 내막이 손상되면 혈관 내에 피 덩어리가 생기기 쉬운 환경을
만들어 혈관이 막히거나, 뇌혈관과 같은 작은 혈관에서는 피가 유출
되는 뇌출혈 현상을 일으킬 수도 있다.

　혈압이 높아지면 심장도 펌프 기능을 하기 위해 힘을 많이 쏟게
되어 심장근육이 비대해지고 심장벽도 두꺼워진다. 심장 벽이 두꺼
워지면 심장 벽에 산소와 영양을 공급하는 심장 혈관이 감당해야 할

구역이 넓어져서 제대로 돌봄을 받지 못하는 구역이 생기게 되어 심장 건강에 이상이 생길 수 있다.

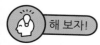 해 보자!

평소에 먹는 음식의 염분량을 알아 두자!

우리가 보통 하루에 섭취하는 염분은 9.5g으로 알려져 있다. 세계보건기구 권장량은 5g이니 2배 정도를 더 섭취하는 셈이다. 과자 한 봉지(100g 기준)의 염분은 약 0.5g이다. 평소 식사로도 염분을 많이 섭취하는 편이므로 과자까지 먹으면 염분을 과도하게 섭취하게 되는 것이다.

염분을 과다 섭취하지 않도록 평소에 먹는 음식의 염분량을 확인해 두자. 컵라면은 면과 건더기가 2.5g, 국물이 3g으로 총 5.5g이나 되는 염분이 들어 있다. 또 소고기덮밥은 5.3g, 카레 라이스는 3.9g이다. 여기에 과자까지 추가로 먹으면 하루 염분 권장 섭취량을 가뿐히 넘어서게 된다.

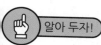 알아 두자!

혈압을 알고 싶으면 병원에 가자!

할아버지, 할머니 댁에 가면 있는 가정용 혈압계**로는 십대의 혈압을 정확히 측정할 수 없다. 자신의 혈압이 궁금한 청소년은 소아 청소년 병원에 가서 재 보자.

**혈압계
어른은 손목이나 팔 위에 채우는 혈압계로 혈압을 측정할 수 있다. 혈압은 하루 사이에 변화할 수 있으므로 주기적으로 측정하자.

✔ 기억해 두자

□ 과자를 너무 많이 먹으면 고혈압이 될 수 있다.
□ 1일 염분 권장량은 5g이다.
□ 염분이 많은 음식을 먹었을 때는 과자를 자제하자.

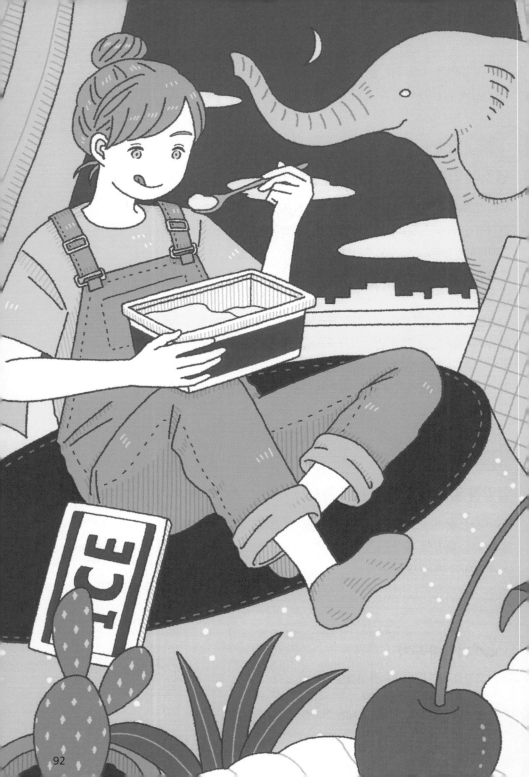

단 음식을
매일 먹는데
괜찮을까요?

단 음식을 너무 좋아해요. 아무리 배가 불러도 달콤한 디저트는 끝없이 들어가요. 어떤 날에는 간식을 너무 많이 먹어서 저녁을 못 먹을 정도예요. 살도 찔 것 같고 몸에도 좋지 않을 것 같은데, 단 음식을 좋아하는 식성, 이대로 괜찮을까요?

A

달콤한 맛의 유혹을 참기란 쉽지 않지. 하지만 단 음식을 과도하게 섭취하면 살이 찌고 건강에도 좋지 않아.

매일의 식사는 건강한 몸을 만들기 위해 중요해. 단 음식은 뇌와 몸을 움직이게 하는 에너지가 될 수 있어. 하지만 에너지로 사용되지 않고 남으면 살이 찌고 병에 걸릴 수 있지. 단 음식을 너무 많이 먹으면 어떤 병에 걸릴 수 있는지 알아보자.

18

단 음식을 과다 섭취하면
당뇨병에 걸릴 수도 있다!

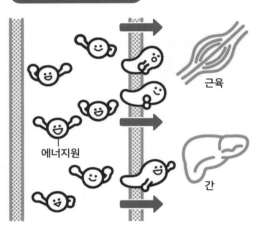

정상적인 상태의 혈관

근육

에너지원

간

혈액 속의 에너지원은 뇌와
온몸의 근육에 흡수된다.

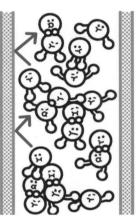

당뇨병 상태의 혈관

에너지원이 뇌와 근육에 제대로
흡수되지 않고 잔뜩 뭉쳐 있다.

원리!

혈당치가 너무 높으면 당뇨병에 걸릴 수 있다

*혈당치
혈당치는 병원에서 혈액
검사를 하면 알 수 있다.
공복일 때는 80~90mg/dℓ
수준이면 건강한 몸이다.

음식의 일부는 몸을 움직이는 에너지원 중 하나인 당(포도당)이 된다.
포도당은 혈액의 흐름을 타고 뇌와 온몸의 근육으로 보내진다. 혈액
속의 포도당량을 혈당치*라는 수치로 나타낼 수 있다. 혈당치가 높은
상태가 계속될 때 당뇨병**이라 부른다. 당뇨병이 심해지면 온몸의
혈관이 손상되어 이유 없이 목이 타는 증상이 나타날 수 있다.

　당뇨병에 걸리는 경우는 크게 두 가지가 있다. 첫째는 포도당을
처리하는 인슐린이라는 호르몬이 잘 분비되지 않아 식사로 섭취한
포도당을 바로 저장고(간, 근육, 지방 세포)에 저장하지 못해서, 혈액

속에 포도당 수치가 올라가는 경우.

또 다른 원인은 과식이다. 단 음식은 포도당 덩어리인데 아무리 인슐린이 분비되어도 과식하면 당 처리 속도가 따라가지 못해서 혈당치가 상승할 수밖에 없다.

**당뇨병
이 책에서 설명하는 건 당뇨병의 95퍼센트를 차지하는 2형 당뇨병이다. 1형은 자신의 몸이 인슐린을 분비하는 세포를 공격해서 발생하는데, 그 원인은 아직 연구 중이라고 한다.

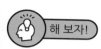 해 보자!

하루 120분 이상 운동하자!

운동으로 에너지원을 연소하자. 일주일에 150분 이상 운동, 하루 기준이면 최소한 20분 정도는 몸을 움직여야 한다. 통학 시간이나 학교 체육 수업 이외에도 가능하다면 하루 2시간 이상 몸을 움직이자. 운동을 좋아하지 않는 사람은 걷기나 산책으로 대체해도 좋다.

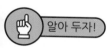 알아 두자!

단맛을 내는 성분을 확인하자

단 음식을 도저히 참을 수 없을 때는 혈당치 상승을 억제하는 식품***을 현명하게 섭취하자. 최근 당질을 줄인 식품도 출시되고 있다. '저당' '대체 감미료 사용' 등의 문구를 찾아보자.

***혈당치 상승을
억제하는 식품
아몬드와 호두, 캐슈넛 등의 견과류를 추천한다. 그 밖에도 밀가루 대신 콩가루를 사용한 쿠키 등의 대체 간식도 있다.

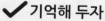 **기억해 두자**

☐ 단 음식을 과도하게 섭취하면 당뇨병에 걸릴 수 있다.
☐ 질병 예방을 위해 하루 20분 이상 운동하자.
☐ 혈당치가 올라가지 않도록 간식을 바꾸자.

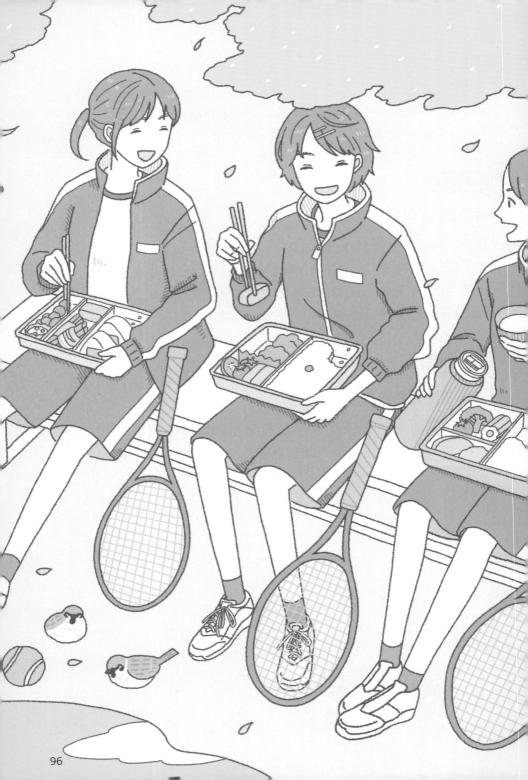

잘 챙겨 먹는데도
왜 자꾸 살이
빠질까요?

동아리 활동으로 운동을 해서 매일 부지런히 챙겨 먹고 있어요. 그런데도 자꾸 살이 빠져요. 살이 빠져서 날씬해지는 건 좋은데, 이렇게 계속 살이 빠져서 해골처럼 뼈만 남는 건 아닐지 걱정이에요. 이대로 괜찮을까요?

A

많이 먹는데 몸무게가 늘지 않고 오히려 살이 빠진다면 이상하게 여길 수밖에 없어.

살이 빠진다는 건 몸에 들어오는 에너지보다 몸이 소비하는 에너지가 많다는 뜻이지. 운동을 많이 한다면 특별한 병이 있다기보다 사용하는 에너지가 많아서일 가능성이 커. 건강한 몸을 만들기 위해 식단에 조금 더 신경을 쓰자.

19

살이 빠진다면
열량이 부족하다는 증거

■ 청소년이 하루에 필요한 영양소

여기서는 주로 황색 식품을 소개했는데, 골고루 영양을 섭취하려는 노력이 중요하다.

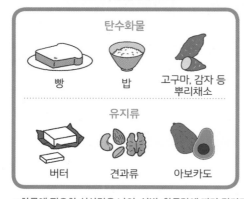

황색 식품 에너지원이 된다	적색 식품 몸을 만든다	녹색 식품 몸 상태를 조절한다
탄수화물 빵　밥　고구마, 감자 등 뿌리채소 유지류 버터　견과류　아보카도	어패류 고등어, 삼치 등 육류 불고기, 닭가슴살 등 유제품 우유 등 해조류 미역 등	녹황색 채소 당근 등 담색 채소 양파 등 버섯류 표고버섯 등 과일 귤 등

* 하루에 필요한 식사량은 나이, 성별, 활동량에 따라 달라진다. 특히 초, 중학생은 학년에 따라 다르다.

원리!

몸무게는 먹는 양만으로 결정되지 않는다

*에너지
'칼로리(cal)' 또는 '킬로칼로리(kcal)' 단위로 표시한다. 에너지원이 되는 음식은 주로 탄수화물과 지방인데, 지방은 소량으로도 많은 에너지를 낸다.

몸무게는 식사로 체내에 들어오는 에너지*와 활동으로 소비되는 에너지의 균형이 결정한다. 영어로 설명하면 '인 & 아웃(in & out)'이 중요한 셈이다. 몸속에 들어오는 에너지와 몸 밖으로 나가는 에너지 중 어느 쪽이 많은지에 따라 몸무게가 늘어나거나 줄 수 있다. 살이 빠진다면 몸속으로 들어오는 에너지보다 소비하는 에너지가 많은 상태다.

들어오고 나가는 에너지의 균형을 맞추면 몸무게가 오르내리지 않는다. 단순히 먹는 양만으로는 몸무게가 어떻게 될지 알 수 없다.

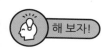

해 보자!

식단을 적색, 녹색, 황색으로 생각한다

몸을 건강하게 성장시키기 위해 사춘기 무렵에는 특히 잘 챙겨 먹어야 한다. 초등학교 고학년부터 고등학생까지의 시기는 인생에서 가장 많은 에너지가 필요하다고 알려져 있다. 살이 빠진다면 부모님과 함께 식생활을 점검해 보자.

　아침을 먹지 않는 사람은 우선 식사 습관부터 개선해 보자. 아침은 뇌의 중요한 에너지원이 되고, 오전 중 뇌의 활력을 좌우한다. 밥은 아침, 점심, 저녁 세 끼를 규칙적으로 챙겨 먹자. 식단은 적색, 녹색, 황색 식품**이 골고루 들어가도록 짜는 게 관건이다. 적색은 생선과 육류, 녹색은 채소와 과일, 황색은 빵과 밥이다. 다양한 음식을 골고루 챙겨 먹자.

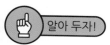

알아 두자!

잘 먹는데 살이 빠지는 질병도 있다

아무리 많이 먹어도 살이 쭉쭉 빠진다면 몸*** 또는 마음****에 병이 있을 수도 있다. 식생활을 되돌아보고 몸무게가 줄었다면 병원에 가보자.

**적색과 녹색과 황색 식품
38~39쪽에서 소개한 '3색 식품군'이다. 적색은 건강한 몸을 만드는 식품, 녹색은 식사를 에너지로 바꾸는 식품, 황색은 몸과 뇌를 활기차게 움직이게 해 주는 식품. 골고루 챙겨 먹자.

***살이 빠지는 몸의 병
목 주위가 붓는 그레이브스병(=바제도병)과 당뇨병(94쪽) 등. 그레이브스병은 에너지를 과도하게 소비해서 살이 빠진다. 당뇨병도 살이 빠질 수 있다.

****살이 빠지는 마음의 병
거식증 등의 식이장애가 있으면 살이 찔까 두려워 음식을 거부한다. 또 불균형한 식단으로도 살이 빠질 수 있다. 살이 빠지는 병은 본인이 병이라는 사실을 인지하지 못할 수도 있다.

✔기억해 두자

☐ 몸무게는 들어오는 에너지와 나가는 에너지의 균형이 결정한다.
☐ 먹어도 살이 빠진다면 식생활을 되돌아보자.
☐ 계속 살이 빠진다면 병원에 가서 검진을 받아 보자.

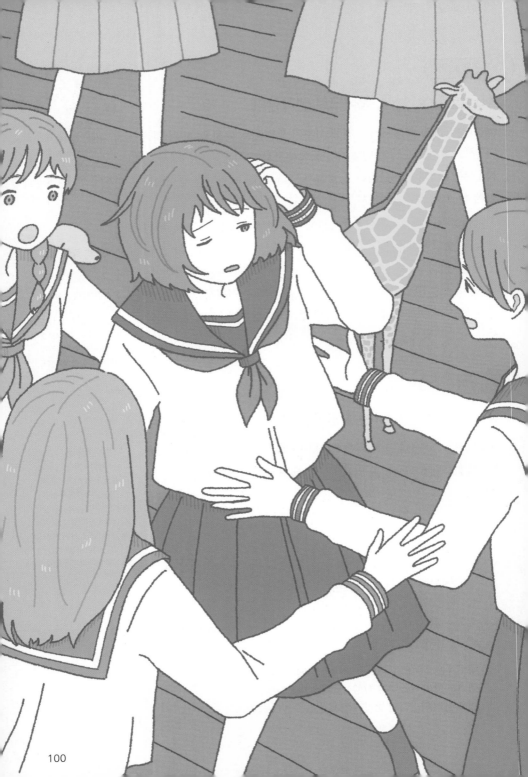

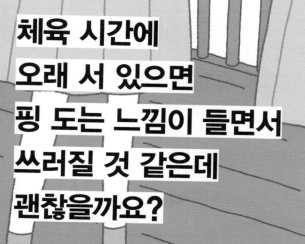

체육 시간에
오래 서 있으면
핑 도는 느낌이 들면서
쓰러질 것 같은데
괜찮을까요?

체육 시간에 오래 서 있으면 머리가 핑 돌면서 쓰러질 것 같은
느낌이 들 때가 있어 걱정이에요. 어디가 아프거나 병이 있는
걸까요?

A 긴 시간을 서 있다가 갑자기 어지러워지면 혹시 병이 난 건 아닌
지 몰라 불안해질 수 있지. 그러나 청소년기에 비슷한 증상을 겪는
사람이 적지 않아. 대개 병이 아니므로 걱정할 필요 없어.

갑작스러운 현기증은 머리로 충분한 혈액이 공급되지 않거나, 뇌
에 에너지가 떨어지며 생길 수 있어. 왜 뇌에 혈액이 충분히 공급되
지 않는지를 한번 살펴보자.

어지러울 때는 일단 쪼그려 앉아 고개를 숙인다

■ **혈액의 흐름을 한 방향으로 보내는 밸브의 원리**

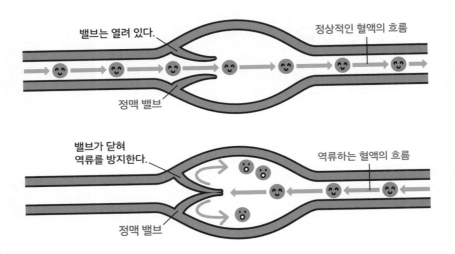

밸브는 열려 있다.

정상적인 혈액의 흐름

정맥 밸브

밸브가 닫혀 역류를 방지한다.

역류하는 혈액의 흐름

정맥 밸브

원리!

심장의 힘으로 혈액을 온몸으로 공급한다

*뇌의 에너지
뇌의 에너지가 떨어진 상태는 뇌빈혈이라는 증상으로, 심하면 쓰러질 수도 있으니 어지러우면 머리를 낮게 한 자세로 안정을 취하고 천천히 호흡하자.

혈액은 온몸을 빠짐없이 도는데, 머리로 가는 혈액량이 줄어들면, 뇌의 에너지*가 부족해질 우려가 있다. 사춘기에는 몸이 계속 성장해 혈액을 머리로 보내는 힘이 이따금 불안정해질 수 있다. 몸속에 있는 혈액은 심장의 움직임과 함께 다리 혈관이 확장하거나 수축하며 온몸으로 보내진다. 이 펌프의 원리로 몸의 아래쪽에서부터 위쪽까지 혈액이 올라간다. 참고로 기린은 머리가 높은 곳에 있어 사람이나 개의 약 2배의 힘으로 혈액이 공급된다고 한다.

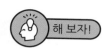 **해 보자!**

철분을 함유한 식품을 챙겨 먹자

머리로 보내지는 혈액이 줄어들면 뇌에서 사용되는 산소가 줄어들어 에너지가 부족해진다. 순간적으로 현기증이 들 때 머리를 낮추면 혈액 공급이 다소 원활해져서 현기증이 나아질 수 있다.

혈액은 몸을 건강하게 움직이도록 하기 위해 입으로 들어온 산소를 화물을 운반하는 트럭처럼 온몸으로 운송한다. 그 트럭이 얼마나 많은 짐을 실을 수 있을지를 철분**이라는 영양소가 결정한다. ==철분은 마른 멸치와 돼지 간, 바지락, 케일, 각종 콩류에 풍부하게 들어 있다.== 채소의 철분은 그대로는 체내 흡수율이 떨어지므로 고기와 생선 같은 단백질 식품이나 과일과 고구마, 감자 등 비타민C가 풍부한 뿌리채소와 함께 섭취하자.

**철분
사춘기 무렵에는 철분이 부족해지기 쉽다. 여성은 생리가 시작되고, 남성은 급격하게 신체가 성장하며 철분이 부족해질 수 있다.

 알아 두자!

밸브 덕분에 혈액은 역류하지 않는다

다리부터 머리로 혈액이 보내질 때, 위에서부터 아래로 역류하지 않는다. 그건 사람의 혈관에는 혈액 역류를 방지하는 밸브*** 역할을 하는 장치가 있기 때문이다. ==이 밸브가 혈액이 일방통행하도록 흐름을 조절해 준다.==

***밸브
정확하게는 '정맥 밸브'라 부른다. 혈액이 심장 방향을 향해 흐를 때만 열리는 구조로 만들어져 있다. 밸브가 망가지면 혈액이 역류해 다리에 고일 수 있다.

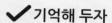 **기억해 두자**

☐ 오래 서 있어서 생기는 현기증은 질병이 아니다.
☐ 뇌로 산소를 운반해 주는 철분을 챙겨 먹자.
☐ 밸브 장치 덕분에 혈액이 역류하지 않는다.

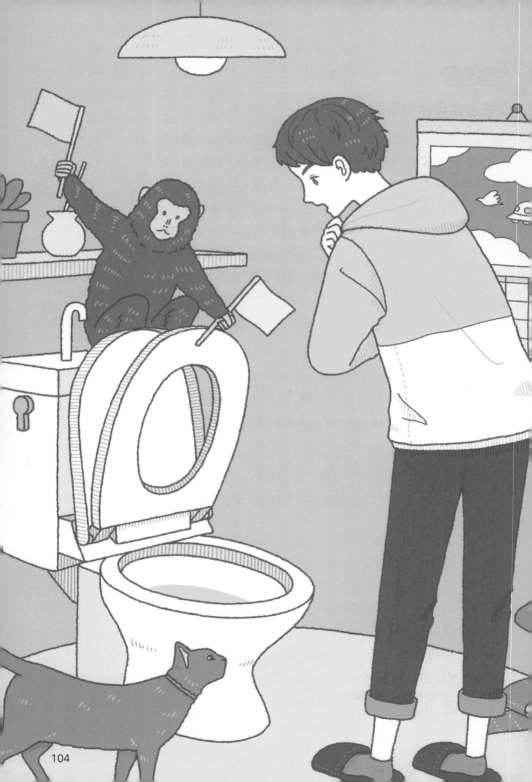

소변 색이 진하면
병이 있다는 말을 들었는데
정말인가요?

하루에 몇 번씩 소변을 보는데, 매번 색이 달라요. 가끔 색이 너무 진해서 깜짝 놀랄 때도 있는데, 혹시 병이 아닐까 걱정이에요. 소변 색이 진해도 아무 문제 없을까요?

A

　　평소보다 짙은 색 소변이 나오면 걱정될 수 있지. 그러나 색이 진해도 노란색이라면 걱정할 필요 없어.

　　소변의 색은 몸속에서 불필요해진 물질(노폐물)과 물의 양으로 결정돼. 사람은 체내의 노폐물을 소변을 통해 몸 밖으로 내보내. 노폐물이 많으면 소변 색이 짙어질 수 있어.

건강

21

소변의 농도보다는 색이 중요하니
소변 색 변화를 눈여겨보자

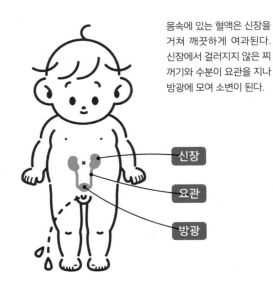

몸속에 있는 혈액은 신장을 거쳐 깨끗하게 여과된다. 신장에서 걸러지지 않은 찌꺼기와 수분이 요관을 지나 방광에 모여 소변이 된다.

소변 색	의심되는 질환
노란색	정상
하얗고 탁하다	방광염, 신우신염 등
갈색	탈수증, 간 질환 등
빨간색	혈뇨, 신장 결석, 방광암 등
적갈색	횡문근융해증 등

신장

요관

방광

원리!

소변은 건강에 중요!

*노폐물
영양을 흡수한 후의 단백질 찌꺼기인 요소와 근육 속에서 할 일을 마친 찌꺼기인 크레아틴처럼 우리 몸에서 더 이상 필요 없어진 물질.

소변에는 몸속에서 불필요한 물질(노폐물*)이 들어 있다. 몸이 이런 저런 활동을 하면 불필요한 찌꺼기가 몸속에 쌓인다. 쓰레기를 버리지 않고 쌓아 두면 병에 걸릴 수도 있으므로, 소변은 건강에 중요한 요소다.

소변을 만드는 신장**이라는 기관은 혈액에서 필요한 물질과 불필요한 물질을 분리하고, 혈액을 깨끗하게 하는 역할을 맡고 있다. 수분량이 적은 소변은 짙어질 수 있는데, 노란색이라면 색이 진해도 건강한 소변이다.

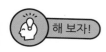 해 보자!

수분을 충분히 섭취하자!

사람은 약 400㎖까지 소변을 저장할 수 있다. 소변을 만들려면 수분이 필요하므로 충분한 수분을 섭취하자.

우리 몸에 필요한 수분은 몸무게 30kg 기준이라면 대략 하루 2.4ℓ, 40kg이라면 3.2ℓ 정도다. 큰 페트병 한 개가 2ℓ이니 제법 많은 양이라 부담스럽게 느껴질 수도 있다. 하지만 식사에서도 수분을 섭취하고 있으므로, 음료에서는 60퍼센트 정도 섭취하면 충분하다. 몸무게 30kg 기준이라면 1.5ℓ, 40kg이라면 1.9ℓ 정도의 수분을 음료로 섭취하자. 몸속의 수분량이 증가하면 소변 속 찌꺼기의 비율도 줄어들어 색이 연해질 것이다.

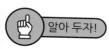 알아 두자!

탁하거나, 지나치게 투명해도 주의가 필요!

소변 색이 노란색이면 염려할 필요 없으나, 나머지 색이라면 질병의 우려가 있다. 만약 하얗고 부옇거나, 갈색이거나, 빨간색이거나, 투명하다면 병원에 가 보자. 소변은 자신의 건강 상태를 알려 주는 중요한 척도가 될 수 있다.

✔ 기억해 두자

☐ 소변 색의 진하기는 체내 찌꺼기와 몸의 수분량으로 달라진다.
☐ 하루에 1.5~2ℓ 정도의 수분을 섭취하면 건강에 이롭다.
☐ 소변 색이 노란색 이외의 색이라면 바로 병원에 가 보자.

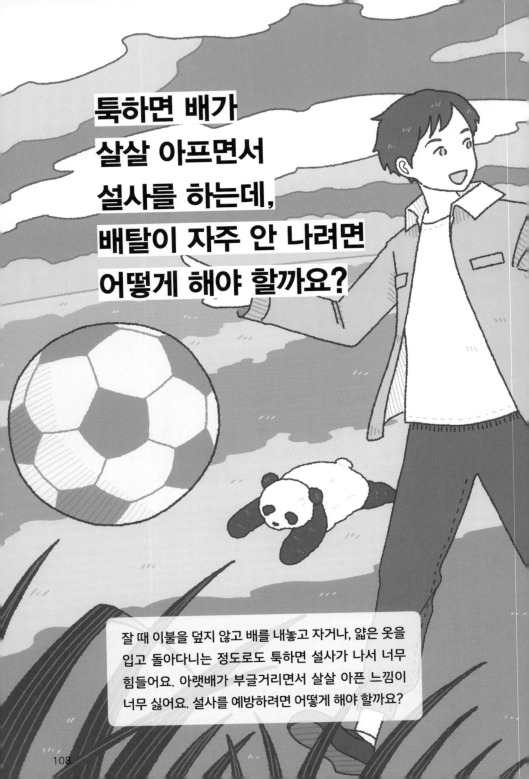

툭하면 배가
살살 아프면서
설사를 하는데,
배탈이 자주 안 나려면
어떻게 해야 할까요?

잘 때 이불을 덮지 않고 배를 내놓고 자거나, 얇은 옷을
입고 돌아다니는 정도로도 툭하면 설사가 나서 너무
힘들어요. 아랫배가 부글거리면서 살살 아픈 느낌이
너무 싫어요. 설사를 예방하려면 어떻게 해야 할까요?

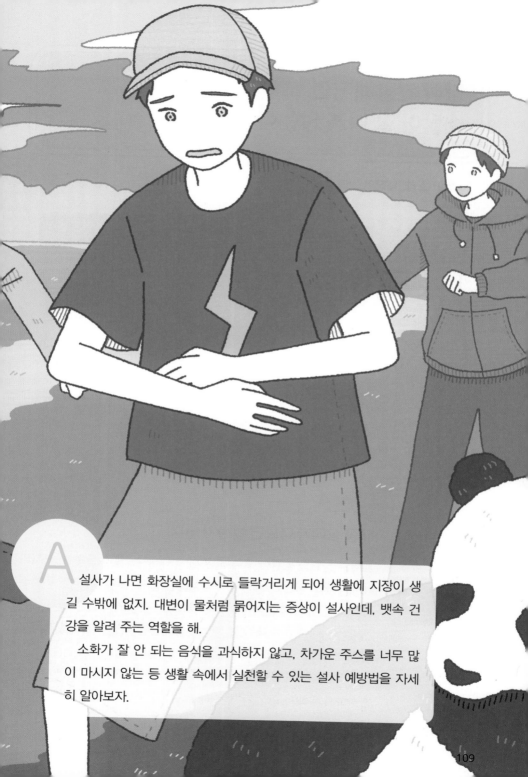

설사가 나면 화장실에 수시로 들락거리게 되어 생활에 지장이 생길 수밖에 없지. 대변이 물처럼 묽어지는 증상이 설사인데, 뱃속 건강을 알려 주는 역할을 해.

소화가 잘 안 되는 음식을 과식하지 않고, 차가운 주스를 너무 많이 마시지 않는 등 생활 속에서 실천할 수 있는 설사 예방법을 자세히 알아보자.

건강
22

장이 건강해지면
배탈이 잘 나지 않는다

■ 위와 소장, 대장의 원리

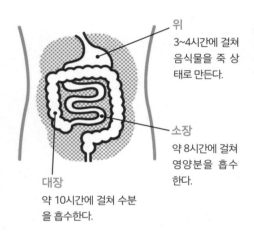

위
3~4시간에 걸쳐 음식물을 죽 상태로 만든다.

소장
약 8시간에 걸쳐 영양분을 흡수한다.

대장
약 10시간에 걸쳐 수분을 흡수한다.

뱃속이 편안해지는 음식	주의가 필요한 음식
죽	라면
눌은밥	삼겹살
매실	짜장면
으깬 감자	부추
사과	파인애플
바나나	떡볶이
양배추	튀김

 원리!

대장 상태가 나쁘면 설사가 난다

*소장
음식물을 소화해서 몸속에 영양분으로 흡수하는 기관. 소장에서 음식물의 영양분을 흡수하려면 약 8시간이 걸린다.

음식물은 위를 통과한 후에 소장*에서 대장**으로 이동하고, 마지막에 대변으로 나온다. 소장에서 음식물을 잘게 분해하며 영양을 흡수하고, 대장에서 수분이 흡수되는 식이다. 건강한 대변은 물처럼 묽거나 질척이지 않는다. 이는 대장에서 수분을 적당히 흡수했기 때문이다.

그러나 뱃속이 불편해져서 대장이 제대로 움직이지 못하면 수분을 흡수하지 못해서, 물기가 많은 대변이 되어 설사가 날 수 있다. 참고로 음식물에서 대변이 될 때까지, 건강한 장이라면 20시간 정도 걸리

는데, 설사 증상이 있으면 먹고 나서 몇 시간 만에 화장실에 가서 볼
일을 보게 된다.

**대장
소장을 통과한 후에 음
식물의 수분을 몸속으로
흡수하는 기관. 대장에서
수분을 흡수하려면 대략
10시간 가까이 걸린다.

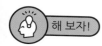 해 보자!

뱃속이 편안해지는 음식을 먹자!

설사가 날 때나 뱃속이 불편해질 기미가 보여서 불안할 때는 뱃속이
편안해지는 음식을 먹자.

매운 음식이나 단 음식, 기름진 음식을 피하고 부드럽고 자극이
적은 음식을 선택하는 게 좋다.

예를 들어 매운 음식이라면 고춧가루가 들어간 음식, 단 음식은
초콜릿 등의 디저트와 간식류, 기름진 음식은 라면 등이다. 맛은 있
어도 몸에 부담을 줄 수 있으니 과식하지 않도록 절제하자.

반대로 눌은밥과 죽은 부드럽고 소화가 잘되어 추천한다. 그리고
무엇을 먹을 때 꼭꼭 씹어서 먹자.*** 또 차가운 음료는 최대한 참고
마실 때도 한꺼번에 많이 마시지 않도록 주의하자.

***꼭꼭 씹어서 먹자!
꼭꼭 씹어서 삼키면 음식
물이 잘게 으깨진 상태로
장에 도달한다. 덕분에
소화가 잘되고 장의 부담
이 준다.

 알아 두자!

감기에 걸렸을 때도 설사 증상이 나타날 수 있다

감기에 걸렸을 때도 설사 증상이 나타날 수 있다. 감기에 걸리면 우
리 몸은 바이러스처럼 몸에 나쁜 물질을 몸 밖으로 내보내려 안간힘
을 쓰는데, 장 벽에서 물을 통해 바이러스를 밖으로 내보내려고 설사
를 할 수도 있다.

✔ **기억해 두자**
- □ 설사 중일 때는 죽처럼 뱃속이 편안해지는 음식을 먹자.
- □ 먹을 때는 장에 가해지는 부담이 줄도록 꼭꼭 씹어서 먹자.
- □ 차가운 음료는 최대한 천천히 마시자.

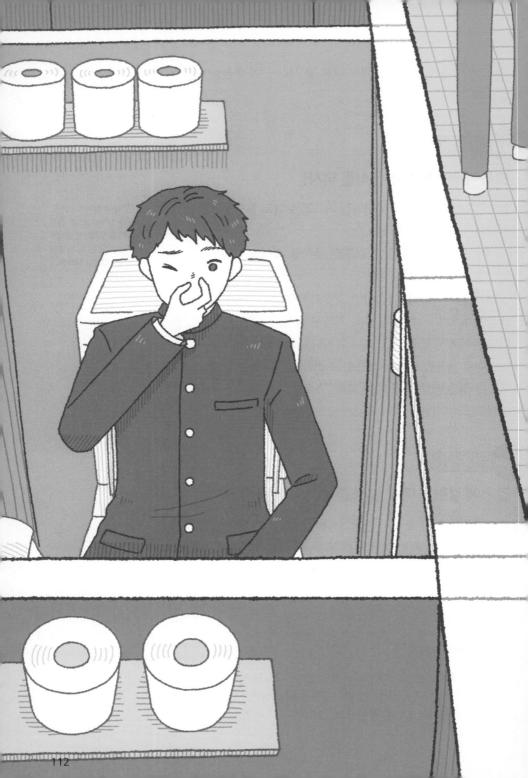

요즘 대변을 보면
유독 고약한 냄새가 나는데
혹시 어디 아픈 걸까요?

대변을 보면 예전보다 지독한 냄새가 나요. 그래서 요즘에는 학교 화장실에서는 큰일을 보지 않으려고 조심해요. 지금까지 이렇게 고약한 냄새가 났던 적이 없었는데, 혹시 무슨 병에라도 걸린 걸까요?

A

대변 냄새로 건강 상태를 알 수 있으므로, 냄새에 신경을 쓰는 건 바람직한 습관이야. 고약한 냄새가 나도 특별한 질병이 아닐 수 있어. 고기를 많이 먹었을 때 대변 냄새가 고약해지는 경향이 있어. 식단에 따라 대변 냄새가 달라질 수 있다는 말이지.

다만 고약한 냄새가 나는 대변이 며칠씩 계속된다면 뱃속이 건강한 상태가 아닐 수 있으니, 병원에 가 보는 게 좋아.

대변 냄새는
질병보다는 식생활 문제!

■ **식이섬유가 풍부한 식품**

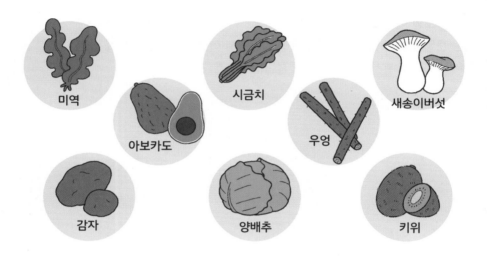

미역

아보카도

시금치

우엉

새송이버섯

감자

양배추

키위

원리!

나쁜 미생물이 많아지면 고약한 냄새를 풍긴다

*미생물
몸에 이로운 작용을 하는
유익균과 못된 말썽을 부
리는 유해균이 있다. 대
변에 들어가기 전에는 장
속에 서식한다. 유익균은
몸에 나쁜 유해균과 맞서
싸운다.

대변의 80퍼센트는 수분이다. 나머지는 6~7퍼센트씩 음식물 찌꺼
기와 장 점막, 미생물*과 소화기관에서 떨어져 나온 죽은 세포로 구
성되어 있다. 미생물은 눈에는 보이지 않을 정도로 작은 생물로, 우
리 몸에 이로운 미생물과 해로운 미생물이 있다.

  미생물은 대변 1g에 약 1조 마리가 산다고 알려져 있을 정도로 대
량으로 존재한다. 대변 속에 좋은 미생물보다 나쁜 미생물이 많으
면** 대변 냄새가 고약해진다. 어떤 미생물이 많아질지는 식단이 결
정한다.

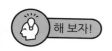 해 보자!

고기를 줄이고 식이섬유를 늘리자

대변 냄새가 신경이 쓰일 때는 식생활을 되돌아보자. 고기처럼 단백질이 풍부한 식품을 많이 먹어도 나쁜 미생물이 증식하기 쉽다. 냄새가 덜한 건강한 대변을 보려면 고기를 줄이고 식이섬유***를 늘리자.

식이섬유는 채소와 해조류, 과일에 많이 들어 있다. 식이섬유는 대변이 지나치게 딱딱해지지 않도록 조절해 주어, 화장실에 가서 젖 먹던 힘까지 짜내지 않아도 시원하게 대변을 볼 수 있게 해 주는 역할도 겸하고 있다.

**나쁜 미생물이 많으면
암모니아라 불리는 지독한 냄새를 풍기는 기체가 나오며, 대변 냄새가 지독해진다. 암모니아는 고기 등에 들어 있는 단백질이 분해되는 과정에서 만들어지는 물질이다.

***식이섬유
채소와 두부, 과일, 버섯 등에 풍부하게 들어 있는 성분. 뱃속 건강을 유지해 주는 힘이 있고, 변비를 예방하고, 혈당치(94쪽) 상승을 억제하는 작용도 한다.

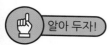 알아 두자!

변비는 질병의 원인이 된다

나쁜 미생물이 많은 상태는 대변 냄새를 고약하게 만들 뿐 아니라, 변비를 유발할 수 있다. 변비가 오래가면 뱃속에 대변이 머무는 시간이 길어지게 되고, 질병****의 원인이 될 수 있으므로 주의가 필요하다. 고약한 냄새를 풍기는 대변에는 몸에 나쁜 물질이 포함되어 있어서 대변을 뱃속에서 오래 묵히면 몸에 나쁜 물질이 체내로 흡수될 수 있다. 일주일 이상 큰일을 보지 못했다면 병원에 가 보자.

****질병
변비가 길어지면 대변이 딱딱하게 뭉치며 치질의 원인이 될 수 있다. 치질은 항문 근처에 생채기를 내며 생기는 병이다. 치질이 생기면 대변을 볼 때마다 통증에 시달릴 수 있다.

✔️ 기억해 두자

☐ 고약한 대변 냄새는 고기를 너무 많이 먹어서일 수도 있다.
☐ 채소와 과일 등 식이섬유가 풍부한 식품을 섭취해서 건강한 대변을 생산하자.
☐ 일주일 이상 대변이 나오지 않을 때는 병원에 가자.

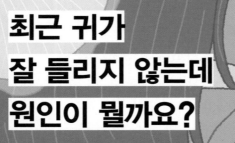

최근 귀가
잘 들리지 않는데
원인이 뭘까요?

친구들과 다 같이 이야기할 때 나 혼자 안 들려서 다시 묻는 상황이 자주 생겨 묘하게 신경이 쓰여요. 분위기를 깰까 봐 다시 묻기 민망할 때도 있고요. 원인을 몰라서 더 답답해요.

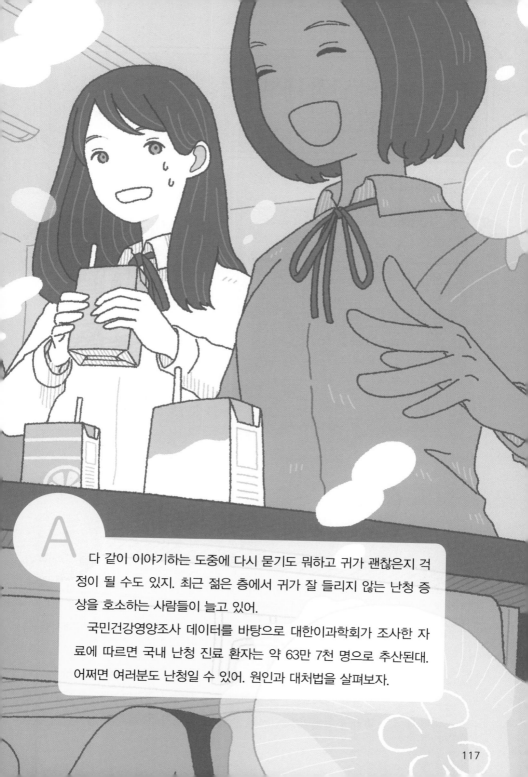

다 같이 이야기하는 도중에 다시 묻기도 뭐하고 귀가 괜찮은지 걱정이 될 수도 있지. 최근 젊은 층에서 귀가 잘 들리지 않는 난청 증상을 호소하는 사람들이 늘고 있어.

국민건강영양조사 데이터를 바탕으로 대한이과학회가 조사한 자료에 따르면 국내 난청 진료 환자는 약 63만 7천 명으로 추산된대. 어쩌면 여러분도 난청일 수 있어. 원인과 대처법을 살펴보자.

젊은 사람의 난청 대부분은
이어폰이 원인

■ **소리 크기의 기준**

데시벨	기준
10	나뭇잎이 스치는 소리
30	속삭이는 소리
40	조용한 주택가, 작은 새가 지저귀는 소리
50	에어컨 실외기
60	초인종, 일반적인 대화
70	청소기, 전화벨
80	피아노
90	큰 소리
100	전철이 지나갈 때 가드레일 아래
110	헬리콥터 옆
120	비행기 엔진 근처

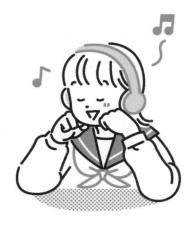

 원리!

85데시벨 이상 큰 소리에 주의

*난청
소리가 잘 들리지 않는
증상. 전혀 들리지 않는
다기보다 대화 도중 상대
방의 말을 알아듣기 힘든
정도를 난청으로 진단한
다.

젊은 사람이 난청*이 되는 원인은 큰 소리**다. 85데시벨*** 이상의
소리를 반복해서 듣는 습관은 귀에 바람직하지 않다고 알려져 있다.
데시벨은 소리의 크기를 나타내는 단위로, 지하철 안은 약 80데시
벨, 노래방 안은 약 90데시벨, 록밴드 라이브 공연은 120데시벨 정
도라고 한다.

이어폰과 헤드폰으로 음악을 들을 때, 85데시벨을 넘겨서 듣다가
난청이 생겨 귀가 잘 들리지 않는 사람이 증가하는 추세다. 병이 진
행되면 회복이 어려워질 수 있으니 귀가 잘 들리지 않거나 이명이

있으면 빨리 병원에 가 보자.

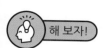 해 보자!

이어폰을 사용하는 시간을 하루 1시간으로 제한하자!

15~24살에 난청을 앓는 사람의 수는 점점 증가하고 있다. 귀가 잘 들리지 않아서 애를 먹고 있다면 지금부터라도 음량과 듣는 시간에 신경을 써야 한다.

이어폰과 헤드폰 사용은 하루 1시간으로 제한하자. 세계적인 전문가들이 권고하는 사용 시간이다.

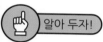 알아 두자!

'소리 크기 × 시간'이 핵심!

사람의 귀에 해로운 소리인지는 '소리의 크기 × 소리를 듣는 시간'으로 정해진다. 즉 엄청나게 큰 볼륨으로 음악을 듣는다면 매일 1시간 이내라도 난청이 생길 수 있다. 반대로 그다지 크지 않은 소리라도 온종일 듣는다면 난청 위험이 있다. 귀도 쉬는 시간이 필요하다는 사실, 기억해 두자!

또 무의식적으로 음량을 높이는 버릇도 좋지 않다. 이어폰이나 헤드폰을 사용할 때는 빼지 않은 채로 대화를 할 수 있을 정도의 음량을 유지하는 게 좋다.

**큰 소리
소음 기준은 사람마다 다른데, 주택가에서는 낮에 50데시벨 이하, 밤에는 40데시벨 이하를 지켜야 한다고 법으로 정해져 있다.

***데시벨
소리와 전류, 전력 등에 사용되는 단위. 소리는 수치가 커질수록 음량도 커진다. 20데시벨 차이가 나면 소리 크기는 100배 달라진다.

✔ 기억해 두자

☐ 85데시벨 이상이 되는 장소에서는 장시간 머물지 말자.
☐ 이어폰이나 헤드폰 사용은 하루 1시간으로 제한하는 게 좋다.
☐ 작은 소리라도 장시간 듣지 않도록 귀를 틈틈이 쉬어 주자.

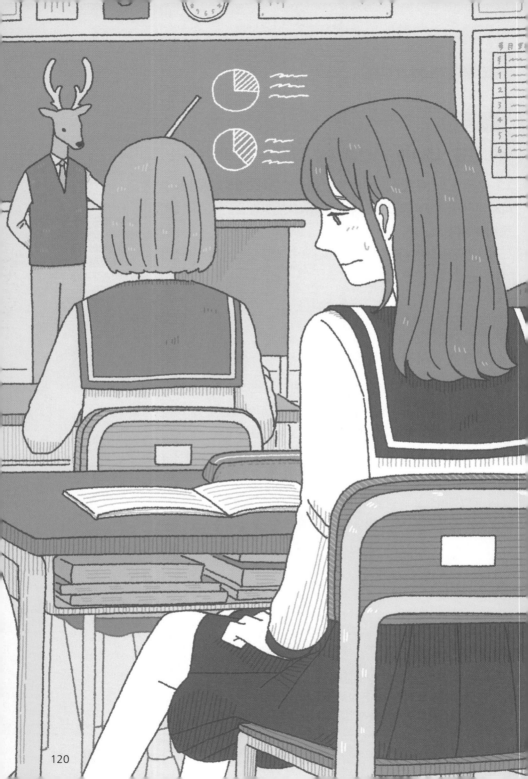

특별한 이유 없이
아래쪽이 가려운데
어떻게 해야 할까요?

밖에서 놀다가, 밤에 잠자리에 들었을 때 등 예상치 못한 상황에서 아래쪽이
가려워질 때가 있어요. 긁어도 시원해지지 않는데 어떻게 해야 좋아질까요?

A

간지러울 때는 무슨 일을 해도 집중이 되지 않는 법이지. 청소년기에 생
기는 가려움증은 기본적으로 병보다는 피부 상태가 나빠져서 생기는 일시적
증상이니 관리하면 바로 좋아질 수 있어.

흔히 Y존이라고 부르는 민감한 부분은 남학생이나 여학생이나 사소한 원
인으로 가려워질 수 있는 부위야. 올바르게 관리해서 가려움증을 개선하는
방법을 알아 두자.

일단 청결이 중요. 여학생은 특히 생리 중에 청결 관리에 신경 쓰자

■ 평소 민감한 Y존 씻는 법

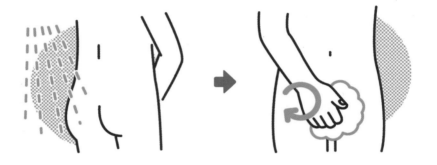

우선 36℃ 정도의 미지근한 물에 손으로 닦는다.

그리고 Y존에 거품을 얹어 원을 그리듯 부드럽게 씻어 낸다.

 원리!

Y존은 자극에 약하다

Y존은 여성이나 남성이나 자극에 약한 부위다. 땀을 흘리거나 습하거나 건조하거나 평소보다 강한 자극을 받으면 가려운 증상이 나타날 수 있다.

Y존은 속옷을 입고 겉에 바지나 치마를 입어서 항상 옷으로 꽁꽁 싸맨 상태라 다른 부위보다 땀이나 습기에 더 신경을 써야 한다.

또 속옷과 피부가 맞닿으며 쓸려 상처가 생길 수도 있고 쉽게 건조해질 수도 있다. 이어서 소개하는 관리법으로 매일 꾸준히 관리하면 자극에서 우리 몸을 지키고 가려운 증상을 개선할 수 있다.

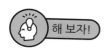 **해 보자!**

가려울 때는 따뜻한 물로만 부드럽게 닦자

Y존이 가려울 때는 올바른 세척법과 가려움을 방지할 수 있는 속옷 착용이 중요하다. 가렵다고 비누나 세정제*를 칠해 박박 문질러 닦는 실수를 가장 흔히 볼 수 있다. <mark>비누나 세정제를 사용하면 가려움이 더 심해질 수 있으니 증상이 사라질 때까지는 따뜻한 물로만 닦자.</mark>

　샤워 온도는 36℃ 전후로 설정한다. 어느 정도 오염을 씻어 내고 수건으로 부드럽게 닦는다. 물기를 잘 말리고 나서 통기성이 좋은 면 속옷을 입으면 안심할 수 있다. 그래도 증상이 사라지지 않으면 병원에 가서 진찰을 받아 보자.

　비누나 세정제는 증상이 다 낫고 나면 평소 관리를 위해 사용하도록 하자. 사용할 때는 거품을 충분히 내서 부드럽게 씻어 내자.

*비누나 세정제
Y존 전용 세정제도 있다. 질에 잡균 유입을 방지하는 유산균이 있는데, 전용 제품은 유산균에는 해를 끼치지 않으면서 유해균만 씻어 내는 성분이 들어 있다.

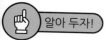 **알아 두자!**

생리 중에는 특히 관리에 신경을 쓰자!

여학생은 10~15살 무렵 사춘기에 생리**를 시작한다. 생리 중에는 생리대***를 사용하는데, 조금 귀찮아도 화장실에 갈 때마다 새 생리대로 갈아 주는 게 좋다. 부드러운 면처럼 피부에 자극이 적은 제품을 찾아서 가려움증을 줄일 수 있도록 해 보자.

**생리
약 28일마다 5일 전후로 질에서 출혈이 발생한다. (166쪽) 피와 함께 자궁 내막, 수정되지 않은 채 수명을 마친 난자가 몸 밖으로 나오는 현상이다.

***생리대
생리혈을 흡수하기 위한 여성용 제품. 수분을 흡수해 젤리처럼 만드는 기능이 있다. 얇기와 크기, 재질 등에 따라 다양한 제품이 있다.

✔ **기억해 두자**

☐ Y존에 강한 자극을 주지 않도록 주의하자.
☐ Y존은 약 36℃ 물로 부드럽게 씻어야 한다.
☐ 여성은 생리 중에 특히 청결 관리에 신경을 쓰자.

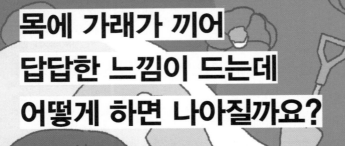

목에 가래가 끼어
답답한 느낌이 드는데
어떻게 하면 나아질까요?

열도 없고 콧물도 나지 않는데 이
상하게 목이 칼칼하면서 답답한 기
분이 들어서 헛기침을 할 때가 있어
요. 기침을 너무 많이 하면 목이 아
프고 토할 것처럼 속이 불편해질 때
도 있고요. 어떻게 해야 답답하게
막힌 목이 시원해질 수 있을까요?

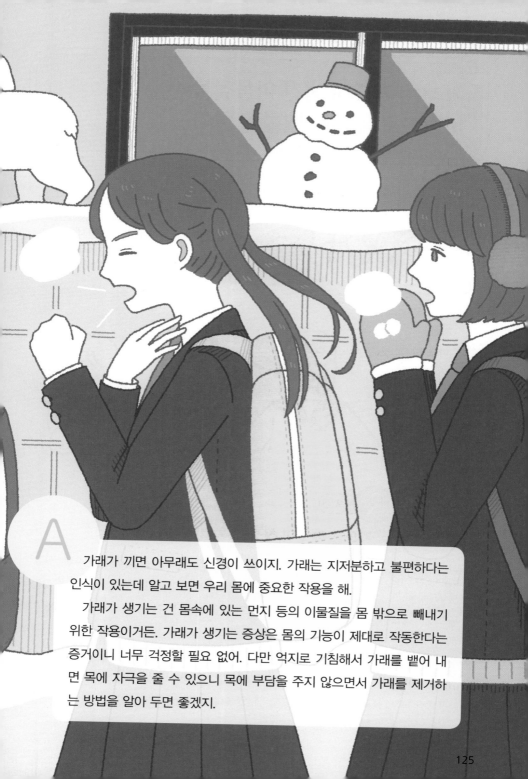

가래가 끼면 아무래도 신경이 쓰이지. 가래는 지저분하고 불편하다는 인식이 있는데 알고 보면 우리 몸에 중요한 작용을 해.

가래가 생기는 건 몸속에 있는 먼지 등의 이물질을 몸 밖으로 빼내기 위한 작용이거든. 가래가 생기는 증상은 몸의 기능이 제대로 작동한다는 증거이니 너무 걱정할 필요 없어. 다만 억지로 기침해서 가래를 뱉어 내면 목에 자극을 줄 수 있으니 목에 부담을 주지 않으면서 가래를 제거하는 방법을 알아 두면 좋겠지.

가래는 기도에 생긴 이물질을 바깥으로 빼내는 역할을 한다

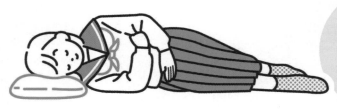

1 옆으로 누워서 코로 숨을 들이마시고 입으로 뱉는 심호흡을 몇 차례 반복한다.

2 가래가 나올 것 같은 느낌이 들면 일어나서 숨을 크게 들이마시고 입으로 힘차게 뱉는다.

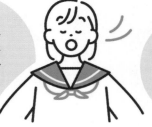

3 기침으로 나온 가래는 휴지에 잘 싸서 버린다.

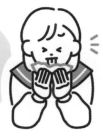

 원리!

기도를 깨끗이 청소

*기도
몸속의 공기가 지나가는 길로 코와 입으로 들이마신 공기가 폐로 들어가는 통로. 코 → 입 → 목 → 기도 → 기관지 순서로 밖에서 몸 안으로 공기가 들어간다.

가래가 끓으면 묘하게 거슬리는데, 가래는 몸을 깨끗하게 해 주고 건강을 유지하게 해 주는 우리 몸의 방어군이라고 할 수 있다. 가래는 우리 기도*에 있는 세균과 바이러스, 먼지 등 몸속의 불필요한 이물질을 몸 바깥으로 내보내 준다.

아플 때만 가래가 나온다고 생각할 수 있는데, 알고 보면 건강할 때도** 조금씩 가래가 나온다. 하지만 가래가 나오는 상태가 한 달 이상 가거나, 노랗거나 초록색 가래가 나오면 질병이 의심되니*** 병원에 가 보자.

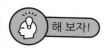 해 보자!

가래는 휴지에 뱉고 손을 씻는다

휴지에 뱉은 가래는 잘 싸서 버리자. 가래에는 질병의 원인이 되는 바이러스와 세균이 들어 있을 수 있다. 가까운 사람에게 병을 옮기지 않으려면 아무도 가래를 만지지 않도록 깔끔하게 뒤처리하는 습관이 중요하다. 그리고 가래를 휴지에 뱉은 후에는 꼭 손을 씻자.

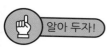 알아 두자!

가래가 잘 배출되는 자세가 있다

가래를 뱉으려고 억지로 기침하면 목이 아파질 수 있다. 가래가 잘 배출되는 자세를 알아 두자.

먼저 옆으로 누워 코로 천천히 숨을 들이마시고 입으로 천천히 내뱉는다. 심호흡을 반복하면 자연스럽게 가래가 목 쪽으로 올라온다. 가래가 나올 것 같은 기분이 들면 숨을 크게 들이마셔 힘차게 입으로 숨을 내쉬자. 그 상태에서 기침하면 기침 한 번으로 시원하게 가래가 빠져나온다.

**건강할 때
가래를 배출하는 과정에서 기도가 촉촉하게 유지된다. 기도가 마르면 바이러스와 세균 등이 폐까지 침입하기 쉽고, 감기에도 잘 걸린다.

***질병이 의심되니
노란색이나 초록색 가래가 나올 때는 급성 기관지염, 폐렴, 폐결핵, 폐암처럼 기도 관련 심각한 질환이 있을 수 있다.

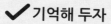 기억해 두자

☐ 가래는 기도를 깨끗하게 유지해 주는 청소부 역할을 한다.
☐ 가래를 뱉으려고 억지로 기침하지 말고 가래가 잘 배출되는 자세를 취하자.
☐ 가래가 한 달 이상 가거나 이상한 색의 가래가 나오면 병원에 가자.

요즘에 부쩍
코피가 자주 나는데
도대체 왜 그러는 걸까요?

밖에서나 집에서나 갑자기 코피가 자주 나요. 아끼는 옷에 묻어서 잘 지워지지 않아 속상할 때도 있고, 무엇보다 시선이 집중되는 게 부담스러워요. 왜 자꾸 코피가 날까요?

A

갑자기 코피가 나면 여러모로 힘들지. 바로 멈추지 않을 때도 많고 그러다 또 금세 멎을 때도 있고 종잡을 수가 없어서 더 고생이야.

코피의 원인은 콧속에 생긴 상처 때문이야. 코를 파는 습관처럼 직접적인 자극은 특히 코피가 나는 원인이 될 수 있으니 주의하자. 그 밖에도 콧속이 부어 있을 때 코피가 잘 나는 사람도 있어. 지금부터 코피가 났을 때 응급처치를 알려 줄 테니 차분하게 읽어 보자.

콧속엔 좁고
작은 혈관이 많다

■ 코피 멈추는 법

바람직한 방법

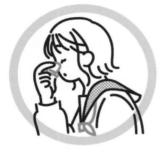

고개를 숙이고 티슈로 코를 감싸
쥐어서 피를 멈추게 하고 안정을
취하자.

나쁜 방법

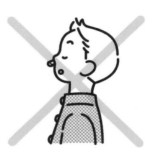

콧구멍에 티슈를 돌돌 말아서
집어넣으면 콧속에 상처가 생
길 수 있다.

원리!

코를 세게 풀면 상처가 생길 수도 있다

*가늘고 작은 혈관
콧속에는 혈관이 모인 키
셀바흐(Kiesselbach)라
는 부위가 있다. 콧속에
서 콧구멍 쪽에 가까운
딱딱한 부분으로, 코피의
80퍼센트 이상은 이 부
위에서 난다.

코에는 가늘고 작은 혈관*이 잔뜩 모여 있다. 코피는 이 혈관들에 어
떠한 자극이 가해져 혈관이 터지며 생기는 신체 반응이다. 특히 어린
이나 청소년은 혈관이 아직 부드러워서 쉽게 터질 수 있다.

콧물**이 자주 나는 사람은 그만큼 코도 자주 풀게 되고, 코를 자
주 풀면 콧속에 상처가 생기고 건조해질 수도 있다. 그러면 작은 자
극에도 혈관이 터지며 코피가 난다. 코를 파면 손톱으로 혈관을 건드
려 찢어질 수 있으니 조심하자. 코딱지가 신경 쓰일 때는 티슈에 대
고 코를 풀어서 저절로 나갈 수 있게 하는 게 안전하다.

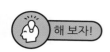

코를 풀 때는 한쪽씩 차례대로 살살

콧속***에 상처가 생기지 않도록 조심하는 습관이 코피 예방에 중요하다. 코를 풀 때 최대한 살살 풀자고 머릿속에 입력해 두자.

코를 풀 때는 한쪽씩 차례대로 살살 풀어야 한다. 양쪽을 한꺼번에 풀면 콧속에 상처가 생기기 쉽다. 또 몇 차례에 걸쳐 조금씩 천천히 콧물을 내보낸다는 느낌으로 살살 풀자. 한 번에 모든 콧물을 내보내려고 코를 세게 풀면 콧속 압력이 너무 세져서 콧속에 상처가 생길 수 있다. 귀와 코는 몸속에서 연결되어 있으므로 코를 세게 풀면 귀가 아플 수도 있으니까 조심해야 한다.

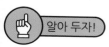

알아 두자!

코피가 나더라도 당황하지 말고 안정을 취하자

코피가 났을 때는 우선 코를 잡고 고개를 살짝 아래로 숙이자. 위를 보면 코피가 목으로 넘어가 비위가 상할 수 있으니 하늘을 바라보는 방향으로 고개를 들지 않는 게 좋다. 피가 떨어지지 않도록 티슈를 대고, 안정을 취하면 빨리 멎는다. 티슈를 콧구멍에 찔러 넣으면 콧속에 상처가 생길 수 있으므로, 코 위에 티슈를 대고 코를 가볍게 쥐자.

**콧물

콧속에 바이러스와 꽃가루 등의 이물질이 들어갔을 때 이물질과 함께 몸밖으로 배출되는 액체가 콧물이다. 쉽게 말해 콧속을 깨끗이 청소해 주는 역할을 맡고 있다.

***콧속

코 내부는 점막이라는 부드럽고 끈적끈적한 막으로 덮여 있다. 점막에 묻어 있는 액체가 이물질과 엉기며 붙잡아서 이물질이 몸 안으로 들어가지 못하도록 막아 준다.

✔ 기억해 두자

□ 콧속엔 가늘고 좁은 혈관이 잔뜩 모여 있다.
□ 코를 풀 때는 천천히 차례대로 한쪽씩 풀자.
□ 코피가 나면 고개를 숙이고 손으로 코를 잡고 안정을 취하자.

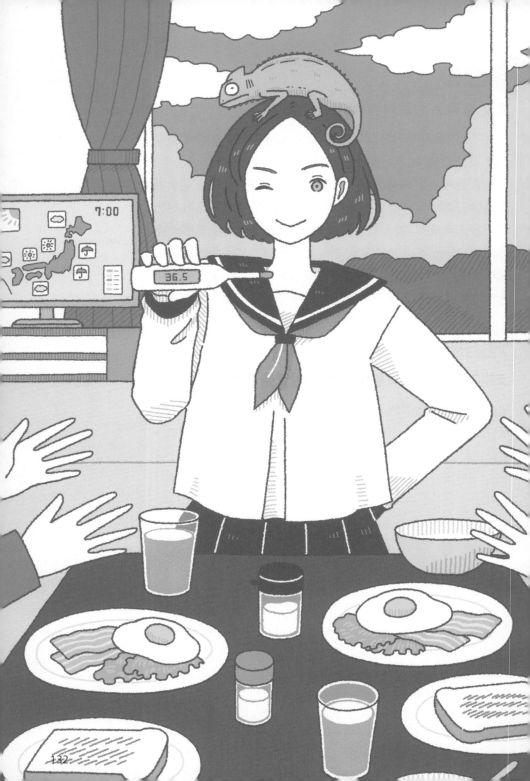

열이 자주 나는데
열이 나지 않게 하는
방법 없을까요?

요즘 자꾸 열이 나서 학교에 결석을 자주 해요. 열이 나면 친구들이 랑 놀 수도 없고 이래저래 불편해요. 부모님은 "한창 클 동안에는 원래 열이 자주 나니 어쩔 수 없다"고 하시는데, 열이 나지 않게 하는 좋은 방법 없을까요?

A

열이 자주 나면 학교 생활 하기 많이 불편할 거야. 조금만 생활 습관에 신경을 쓰면 건강해져서 열이 잘 나지 않게 될 테니 너무 걱정할 필요 없어.

열은 우리 몸이 바이러스와 같은 못된 침입자가 들어와서 싸우고 있다는 증거거든. 싸움이 끝나면 열도 내려가. 최대한 바이러스가 몸 안에 들어오지 못하게 하고, 몸을 튼튼하게 만들면 싸움을 속전속결로 끝낼 수 있어. 자세한 방법은 이어서 설명할 테니, 차근차근 읽고 따라 해 보자.

28

생활을 바로잡아
예방에 힘쓰자

■ **바이러스 감염과 발열의 이유**

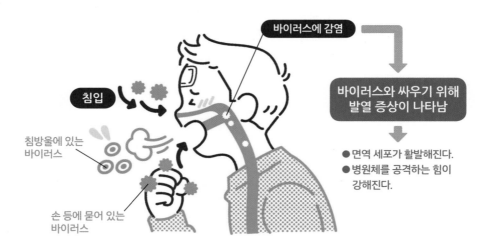

바이러스에 감염

침입

침방울에 있는
바이러스

손 등에 묻어 있는
바이러스

바이러스와 싸우기 위해
발열 증상이 나타남

● 면역 세포가 활발해진다.
● 병원체를 공격하는 힘이
　강해진다.

원리!

면역 세포가 바이러스와 싸우느라 열이 난다

*바이러스
감기를 유발하는 바이러
스에는 아데노바이러스
와 리노바이러스, 에코바
이러스 등이 있다. 증상
은 바이러스 종류에 따라
달라진다. 열은 주로 아
데노바이러스가 원인이
라고 한다.

감기에 걸렸을 때 열이 나는 건 몸속에 들어온 바이러스*와 우리 몸
의 면역 세포**가 싸우기 때문이다. 기침과 콧물이 나거나 목이 붓고
따끔거리며 아픈 증상도 마찬가지다. 면역 세포가 바이러스와 싸워
이기면 감기도 낫게 된다.

감기의 원인이 되는 바이러스는 무려 200종류 이상이 발견되었
다고 한다. 발열 증상을 줄이려면 바이러스가 되도록 몸속에 들어오
지 못하게 손을 자주 씻고 물이나 구강청정제로 입과 목을 헹구는
습관이 중요하다. 그리고 잘 먹고 잘 자는 건강한 생활로 면역 세포

를 튼튼하게 만들어서 바이러스에 지지 않는 몸을 만들어야 한다.

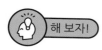 해 보자!

건강한 생활로 면역력을 높이자

면역 세포의 힘이 강해지면 바이러스가 들어와도 병에 잘 걸리지 않고, 열도 잘 나지 않는다. 매일 의식적으로 건강한 생활을 하자고 다짐해 보자.

우선 식사와 수면*** 등 생활 습관에 관심을 가져 보자. 과자만 먹으면서 편식하면 몸을 만드는 영양이 불균형해져 바이러스와의 싸움에서 질 수 있다. 또 밤늦게까지 게임하느라 잠이 부족하면 피로가 풀리지 않아 역시 바이러스에 취약해질 수밖에 없다. 균형 잡힌 식사와 숙면을 하면서 운동으로 체력을 기르는 방법도 좋다.

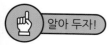 알아 두자!

마스크만으로는 완벽하게 예방할 수 없다

감기에 걸리면 열이 나서 마스크****를 착용하고 학교에 가는 친구도 있다. 마스크를 쓰면 코와 입으로 들어오는 바이러스의 수를 줄여 주기는 한다. 하지만 마스크가 완벽하게 차단해 주지는 못한다. 그러니 손 씻기와, 입과 목을 헹구는 습관을 들여 건강한 몸을 만들자.

**면역 세포
바이러스 등 우리 몸과 다른 이물질을 공격하고 몸 밖으로 내보내는 작용을 면역이라고 한다. 면역 세포가 담당하는데 이물질을 공격할 때 열이 날 수 있다.

***수면
초·중고생은 8~10시간은 꼬박꼬박 자야 한다. 수면 시간이 부족하면 몸이 약해질 뿐 아니라 키도 잘 자라지 않을 수 있다.

****마스크
일회용 마스크를 사용하면 마스크를 안 쓸 때보다 바이러스 확산이나 흡입량이 30퍼센트 이하로 떨어진다.

✔ **기억해 두자**

☐ 건강한 생활로 몸이 튼튼해지면 열도 잘 나지 않게 된다.
☐ 편식하지 말고 골고루 먹어야 한다.
☐ 푹 자서 피로를 풀자.

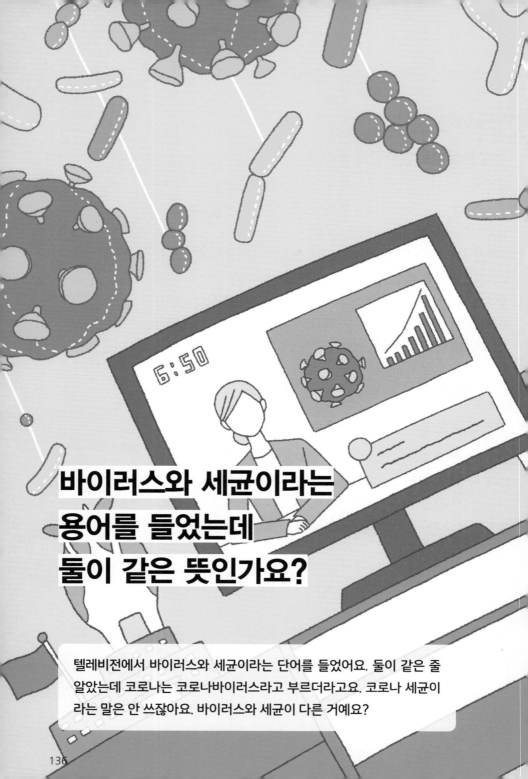

바이러스와 세균이라는
용어를 들었는데
둘이 같은 뜻인가요?

텔레비전에서 바이러스와 세균이라는 단어를 들었어요. 둘이 같은 줄 알았는데 코로나는 코로나바이러스라고 부르더라고요. 코로나 세균이 라는 말은 안 쓰잖아요. 바이러스와 세균이 다른 거예요?

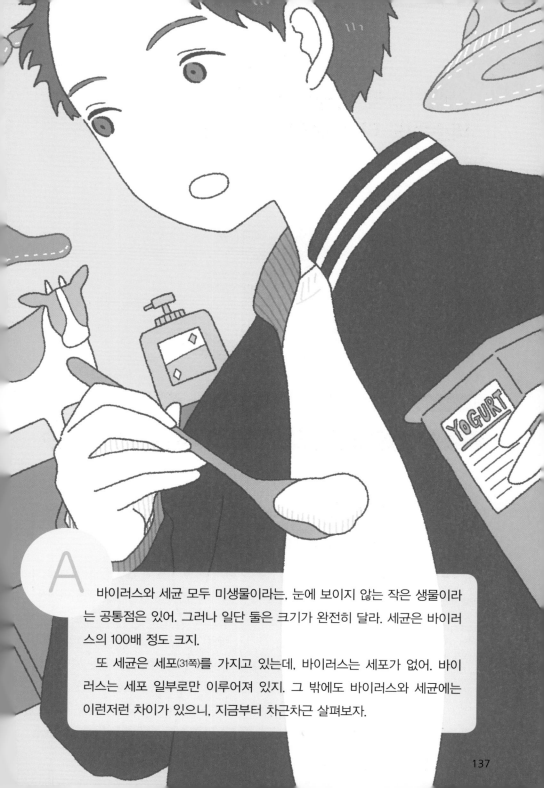

A
　　바이러스와 세균 모두 미생물이라는, 눈에 보이지 않는 작은 생물이라는 공통점은 있어. 그러나 일단 둘은 크기가 완전히 달라. 세균은 바이러스의 100배 정도 크지.

　　또 세균은 세포(31쪽)를 가지고 있는데, 바이러스는 세포가 없어. 바이러스는 세포 일부로만 이루어져 있지. 그 밖에도 바이러스와 세균에는 이런저런 차이가 있으니, 지금부터 차근차근 살펴보자.

바이러스와 세균은
비슷해도 다른 용어!

■ 바이러스와 세균의 크기

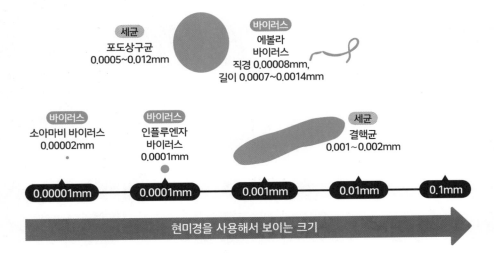

세균
포도상구균
0.0005~0.012mm

바이러스
에볼라
바이러스
직경 0.00008mm,
길이 0.0007~0.0014mm

바이러스
소아마비 바이러스
0.00002mm

바이러스
인플루엔자
바이러스
0.0001mm

세균
결핵균
0.001~0.002mm

0.00001mm   0.0001mm   0.001mm   0.01mm   0.1mm

현미경을 사용해서 보이는 크기

원리!

세균은 바이러스의 100배 정도 큰 크기

*나쁜 미생물
병원성 미생물이라 부른
다. 예를 들어 바이러스
라면 인플루엔자바이러
스와 코로나바이러스, 세
균이라면 결핵균과 콜레
라균, 포도상구균 등이
있다.

바이러스와 세균은 미생물이다. 건강한 사람의 입과 장 등에는 몇백
억 마리의 미생물이 늘 살고 있다. 그런데 미생물에는 나쁜 미생물*
과 좋은 미생물이 있다.

세균과 바이러스는 크기가 다르다. 세균의 크기는 1mm의 1000
분의 1이라는 단위로 측정한다. 이 크기쯤 되면 눈으로는 보이지 않
는다. 세균은 영양이 있으면 스스로 분열해서 증식한다. 반면 바이러
스는 세균보다 훨씬 작은, 세균의 100분의 1 정도 크기이다. 또 바이
러스는 스스로 증식하지 못하고, 다른 생물 세포의 힘을 활용해서 증

식한다는 특징이 있다.

좋은 세균인 유익균을 늘리자!

체내에 나쁜 미생물이 들어오면 우리 몸의 면역 세포가 맞서 싸우기 시작한다. 면역 세포가 강할수록 병에 잘 걸리지 않는다. 면역 세포를 튼튼하게 해 주는 미생물은 장에 많이 살고 있는데, 유익균**이라고 부른다. 예를 들어 유산균은 장에 사는 대표적인 유익균이다.

　매일 식사로 유산균을 섭취하면 유익균을 늘릴 수 있다. 유산균은 요구르트와 치즈, 김치 같은 발효식품에 많으니 적극적으로 챙겨 먹자.

**유익균
유산균이 대표적인 유익균. 그 밖에도 장에는 유해균과 기회주의자처럼 그때그때 변신하는 중간균이 있다. 유해균은 각종 질병과 식중독의 원인이 되고, 중간균은 유익균과 유해균 중에서 더 강한 쪽에 붙어서 박쥐처럼 활동한다.

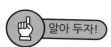

바이러스와 세균은 질병을 예방하는 방법이 다르다

나쁜 세균에는 항균제라는 약물을 쓰는데, 항균제가 나쁜 세균을 죽이는 역할을 한다. 나쁜 바이러스에는 항바이러스제를 사용하는데, 항바이러스제는 바이러스 자체를 죽이지는 못한다. 바이러스가 세포에 침입하지 못하도록 방해하거나 증식을 막는 작용을 한다.

> ✔**기억해 두자**
> ☐ 바이러스와 세균은 모두 미생물이지만, 크기는 하늘과 땅만큼 차이가 난다.
> ☐ 장에 사는 유익균을 늘리면 병에 잘 걸리지 않게 된다.
> ☐ 바이러스와 세균에 효과 있는 약물은 각각 다르다.

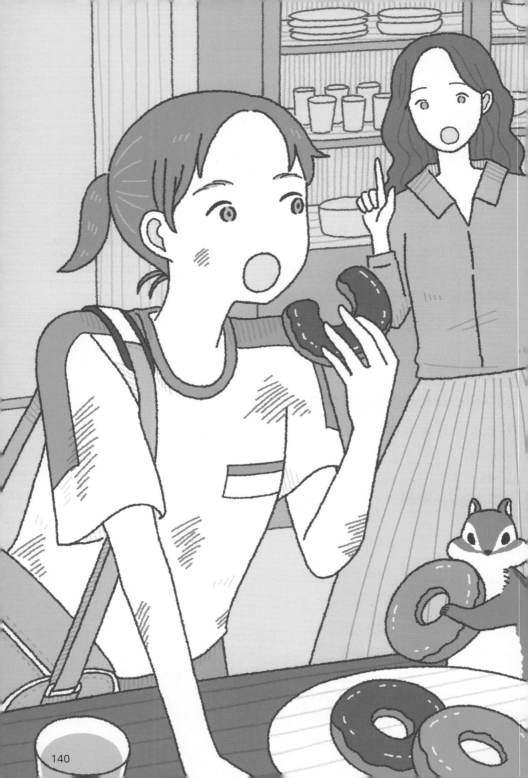

손 씻기와
가글링을 할 때
후다닥 끝내면
안 되나요?

밖에서 놀다 집에 돌아오면 허기가 져서 허겁지겁 간식부터 찾게 돼요. 그런데 손을 씻고 가글링 전에 간식을 먹으면 한바탕 잔소리가 쏟아져요. 얼마나 오랫동안 손을 씻고 가글링을 해야 할까요?

A

기껏 신경 써서 손을 닦고 가글링을 했는데 아무 소용이 없다면 하나 마나잖아. 혹시 10초 정도로 하는 시늉만 내고 후딱 끝내고 있지는 않아?

올바른 방법으로 30초 씻으면 손에 묻어 있던 오염은 100분의 1 수준으로 떨어진다고 해. 또 올바르게 가글링을 하려면 최소한 30초는 투자해야 해. 어떻게 해야 효과가 있는지 올바른 손 씻기와 가글링 방법을 배워 보자.

손 씻기와 가글링에는
최소 30초의 시간을 투자해야 한다

■ **올바른 손 씻기 방법**

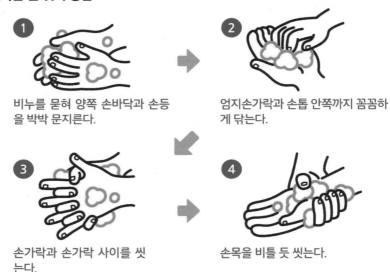

1 비누를 묻혀 양쪽 손바닥과 손등을 박박 문지른다.

2 엄지손가락과 손톱 안쪽까지 꼼꼼하게 닦는다.

3 손가락과 손가락 사이를 씻는다.

4 손목을 비틀 듯 씻는다.

원리!

바이러스가 있는 침방울을 흡입하면 병에 걸린다

*감염병
인플루엔자 이외에도 홍역, 흔히 볼거리라고 부르는 풍진처럼 다양한 감염병이 있다. 신종 바이러스가 일으킨 코로나-19 역시 감염병이다.

인플루엔자 같은 감염병*에 안 걸리려면 바이러스를 몸속으로 들이지 않는 예방이 중요하다. 밖에서 놀았다면 나도 모르는 사이에 바이러스가 손에 묻을 수 있다. 또 바이러스가 있는 침방울**이 입과 코로 들어왔거나 들이마셨을 수 있다. 하지만 바이러스가 손에 묻거나 들이마셨다고 해서 바로 병에 걸리지는 않는다. 바이러스가 몸 안으로 들어오지 못하도록 손을 씻고 가글링으로 씻어 내는 습관이 감염병 예방의 핵심이다.

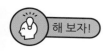 해 보자!

가글링은 세 번에 나누어서, 목 안쪽까지

손 씻기는 비누를 사용해서 손바닥끼리 문지르고, 손등까지 씻어 내자. 다음으로 손가락 끝과 손가락 사이사이를 씻고, 손톱 틈새까지 닦자. 손가락과 손목은 비튼다는 느낌으로 깨끗하게 씻는다.

마지막으로 흐르는 물로 헹구고 수건으로 물기를 닦자. <mark>30초 이상 꼼꼼하게 손을 씻는 과정이 중요하다.</mark>

가글링을 할 때는 세 번에 나누어서 하는 게 관건이다. 첫 번째는 입속에서 음식물 찌꺼기를 제거하기 위해 소리가 날 정도로 세게 헹궈야 한다. 두 번째와 세 번째는 목 안쪽까지 씻어 낼 수 있도록 고개를 뒤로 젖혀서 15초씩 머금고 있다가 뱉는 동작을 반복한다.

 알아 두자!

세포에 들어온 바이러스는 증식한다!

바이러스가 몸속으로 들어오면 사람의 세포를 서식지로 삼으려고 한다.*** 바이러스가 세포에 들어오면 증식하는 세포의 힘을 사용해 바이러스가 확산이 된다.

바이러스는 처음 들어간 세포에 손상을 주고 다른 세포로 옮겨 가는 과정을 반복한다. 그러면 건강한 세포가 줄어들고 몸 상태가 점점 나빠지게 되는 것이다. 아프기 싫다면 손 씻기와 가글링을 꼼꼼하게 실천하자.

**침방울
침과 콧물. 바이러스가 들어 있는 침방울을 들이마시면 질병에 걸릴 수 있다. 손 씻기와 가글링 외에도 마스크 착용이 감염병 예방에 효과가 있다.

***세포를 서식지로 삼으려고 한다
바이러스는 스스로 증식할 수 없다. 그래서 사람의 세포처럼 증식할 수 있는 재료가 있는 곳에 파고들어 증식한다.

✔ **기억해 두자**

☐ 손 씻기와 가글링에 적어도 30초 이상 시간 투자를 해야 하는 이유가 있다.
☐ 손등, 손가락 사이와 손톱 틈새까지 꼼꼼하게 닦아야 한다.
☐ 가글링은 세 번에 나누어 목 안쪽까지 닿도록 헹구자.

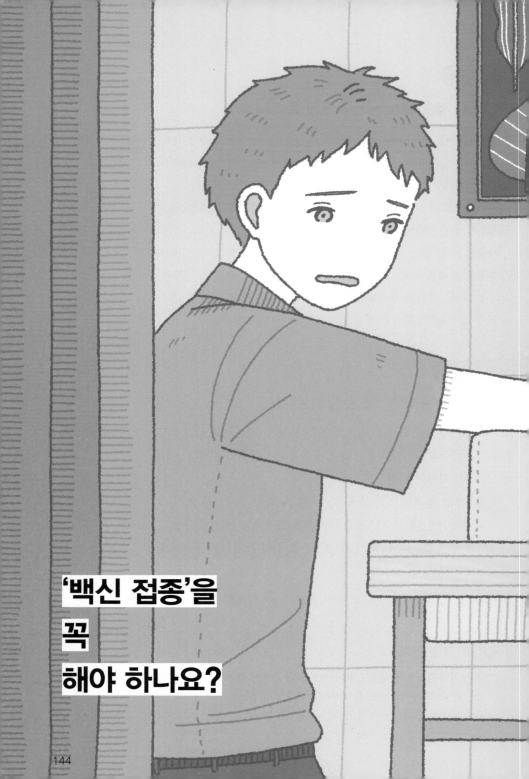

'백신 접종'을
꼭
해야 하나요?

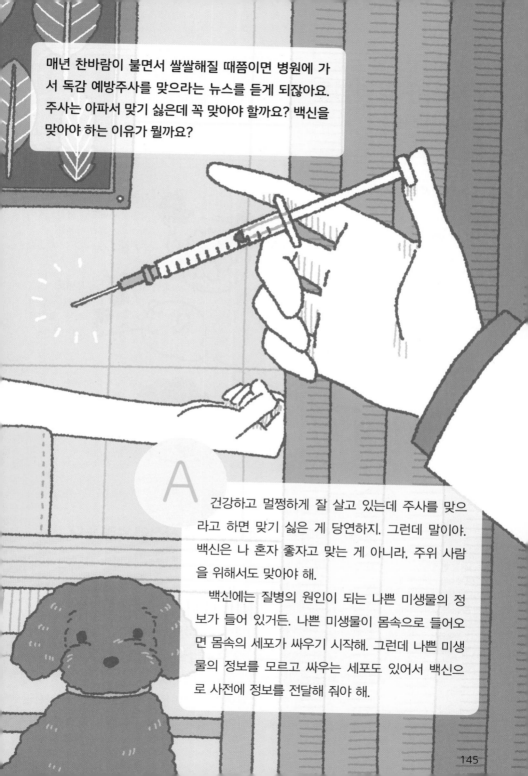

매년 찬바람이 불면서 쌀쌀해질 때쯤이면 병원에 가서 독감 예방주사를 맞으라는 뉴스를 듣게 되잖아요. 주사는 아파서 맞기 싫은데 꼭 맞아야 할까요? 백신을 맞아야 하는 이유가 뭘까요?

A

건강하고 멀쩡하게 잘 살고 있는데 주사를 맞으라고 하면 맞기 싫은 게 당연하지. 그런데 말이야. 백신은 나 혼자 좋자고 맞는 게 아니라, 주위 사람을 위해서도 맞아야 해.

백신에는 질병의 원인이 되는 나쁜 미생물의 정보가 들어 있거든. 나쁜 미생물이 몸속으로 들어오면 몸속의 세포가 싸우기 시작해. 그런데 나쁜 미생물의 정보를 모르고 싸우는 세포도 있어서 백신으로 사전에 정보를 전달해 줘야 해.

31

백신은 감염병을
예방한다

■ **면역 세포의 원리**

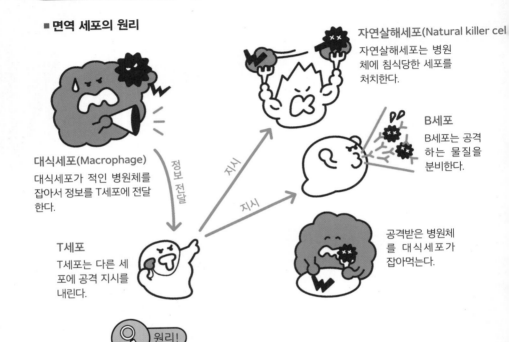

자연살해세포(Natural killer cel
자연살해세포는 병원
체에 침입당한 세포를
처치한다.

대식세포(Macrophage)
대식세포가 적인 병원체를
잡아서 정보를 T세포에 전달
한다.

정보 전달

지시

지시

B세포
B세포는 공격
하는 물질을
분비한다.

T세포
T세포는 다른 세
포에 공격 지시를
내린다.

**공격받은 병원체
를 대식세포가
잡아먹는다.**

원리!

후천성 면역으로 '적의 정보'를 사전에 알려 준다

*선천성 면역
몸에 해로운 미생물이 들
어오면 제일 먼저 달려가
싸우기 시작한다. 정체불
명의 적과 싸우는데, 세포
속에 들어와서 증식하는
적과의 전투에는 약하다.

사람의 몸에는 나쁜 미생물이 들어왔을 때 맞서 싸워 주는 면역이라
는 기능이 있다. 면역에는 선천성 면역*과 후천성 면역** 두 종류가
있다. 선천성 면역은 나쁜 미생물이 들어오면 바로 싸움에 나서고,
후천성 면역은 정보를 알고 있는 적하고만 싸운다.

그래서 백신으로 나쁜 미생물의 정보를 면역을 담당하는 세포에
전달해서 후천성 면역을 만들어 두는 것이다. 백신을 접종하면 병에
잘 걸리지 않게 되고, 걸리더라도 가벼운 증상으로 끝날 수 있지만,
전달된 정보가 잘못되었다면 면역이 작동하지 않을 수도 있다.

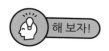 해 보자!

신중하게 생각해서 접종하자

백신을 접종하면 감염병에 잘 걸리지 않게 된다. 그렇다고 백신을 접종한 사람만 이득을 보는 구조는 아니다. 내가 백신을 맞아서 감염병에 걸리지 않으면 가까운 사람을 감염시키지 않을 테니까 주변 사람에게도 이득이다. 친한 친구나 가족을 감염시킬 위험이 있다는 사실을 인지하고 백신을 맞을지 말지를 가족과 잘 의논해서 결정하자.

 알아 두자!

나쁜 미생물의 정보가 들어온다

백신에는 인플루엔자바이러스처럼 병의 원인이 되는 나쁜 미생물의 정보가 들어 있다. 하지만 독성을 없앤 상태로 백신을 제조하기 때문에 백신으로 인해 병에 걸릴 일은 없다. 백신으로 적의 정보를 미리 몸에 넣어 두면 몸 안에 그 정보가 퍼진다. 정보를 퍼뜨려 두면 진짜 적이 몸 안에 들어왔을 때 바로 면역이 작동하게 된다. 면역 세포는 혈관 등 몸속 구석구석에서 적을 기다리고 있다.

**후천성 면역
선천성 면역만으로는 싸워서 이길 승산이 없는 적과도 잘 싸운다. 강한 공격력을 보유하고 있고, 적의 정보를 알고 있어 순식간에 맞춤 공격에 나선다.

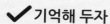

✔ **기억해 두자**

☐ 면역에는 선천성 면역과 후천성 면역이 있다.
☐ 백신을 접종할지 말지는 가족과 의논해서 결정하자.
☐ 백신에는 질병의 원인이 되는 미생물 정보가 들어 있다.

COLUMN 2

알아 두어야 할 폭력 이야기

걱정거리는
가까운 어른에게 이야기해 보자

따돌림, 부모님이나 친척 등에게 당하는 학대, 동의 없는 성적 행위는 모두 폭력이야. 나와는 관계없는 먼 나라 이야기가 아니라 알고 보면 우리 생활 깊숙이 들어와 있는 문제지. 가족과 친구, 이성 친구, 학교나 학원 선생님처럼 가까운 사람에게 당하는 피해일수록 '폭력'임을 알아차리는 데 시간이 걸릴 수 있어. 애정 표현이라도 무리하게 신체를 접촉하거나 "싫어요" "만지지 마세요"라고 불쾌하다는 의사를 표현했는데도 멈추지 않는다면 그건 폭력이야.

가까운 사람이 가해자일 때는 상담을 망설이는 사람이 많아. 그러나 망설이는 사이에도 피해가 반복되고 마음의 상처는 깊어지지. 또 잠을 잘 자지 못하거나 이유 없이 갑자기 눈물이 나는 등 신체적인 이상 증상이 나타날 수 있어.

'여러분은 한 인간으로서 존중받아 마땅한 존재이며 폭력의 피해자가 되어도 좋은 사람은 없다'는 사실을 기억해 두도록 해. 만약 폭력인지 아닌지 헷갈린다거나 친구가 피해라면 믿을 수 있는 어른에게 상담을 요청하자. 요즘은 전화나 채팅 등으로 부담 없이 대화할 수 있는 상담 기관도 많이 있어.

PART 3

알고 싶어요!

나의 마음을
소중히 여기는 방법

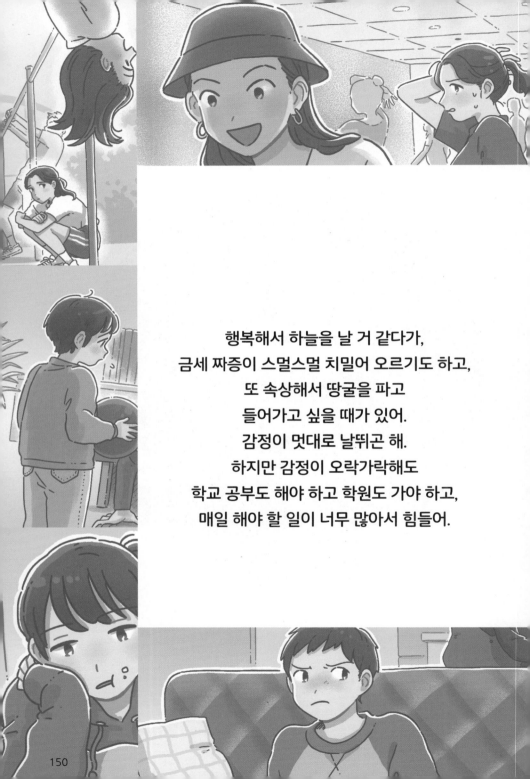

행복해서 하늘을 날 거 같다가,
금세 짜증이 스멀스멀 치밀어 오르기도 하고,
또 속상해서 땅굴을 파고
들어가고 싶을 때가 있어.
감정이 멋대로 날뛰곤 해.
하지만 감정이 오락가락해도
학교 공부도 해야 하고 학원도 가야 하고,
매일 해야 할 일이 너무 많아서 힘들어.

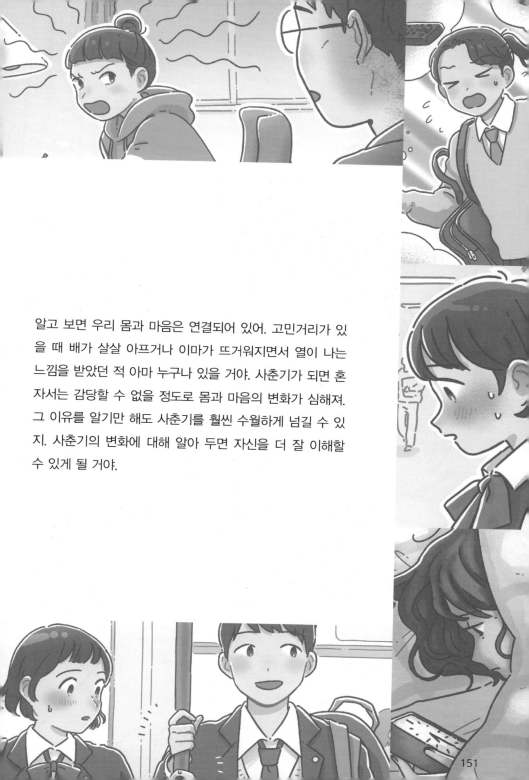

알고 보면 우리 몸과 마음은 연결되어 있어. 고민거리가 있을 때 배가 살살 아프거나 이마가 뜨거워지면서 열이 나는 느낌을 받았던 적 아마 누구나 있을 거야. 사춘기가 되면 혼자서는 감당할 수 없을 정도로 몸과 마음의 변화가 심해져. 그 이유를 알기만 해도 사춘기를 훨씬 수월하게 넘길 수 있지. 사춘기의 변화에 대해 알아 두면 자신을 더 잘 이해할 수 있게 될 거야.

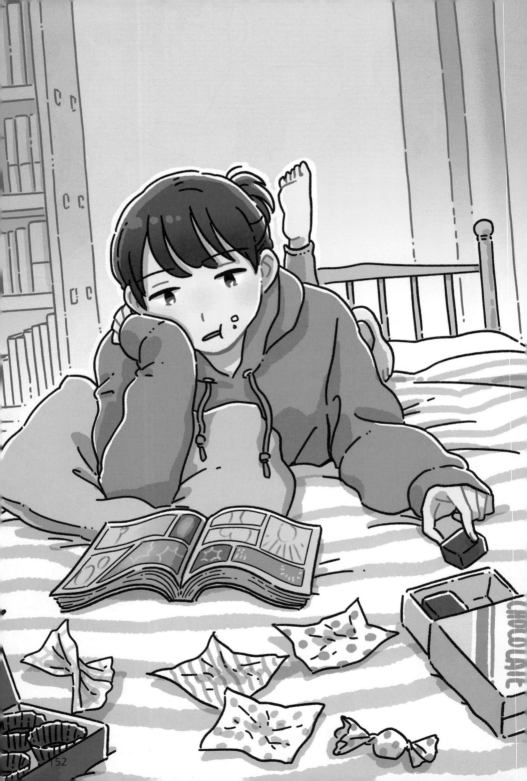

CHOCOLATE

과자를 폭식하고 나서 후회해요. 유혹에 넘어가지 않는 방법 없을까요?

밥은 안 먹어도 과자는 꼭 챙겨 먹을 정도로 밥보다 과자가 좋아요. 그런데 과자를 먹고 나면 입맛이 없어져서 밥을 거르게 되어, 언제나 후회하게 돼요. 과자를 먹고 싶다는 유혹에 지지 않으려면 어떻게 해야 할까요?

A

과자 봉지를 일단 뜯고 나면 과자 봉지가 텅 빌 때까지 자꾸자꾸 손이 가고 멈출 수가 없지. 그 마음, 나도 잘 알아. 여러분이 특별히 유혹에 약한 성격이라서 겪게 되는 일은 아니야.

십대의 뇌는 아직 성장 중. 그래서 욕구를 다스리는 힘이 미숙해서 무언가를 잘 참지 못해. 청소년기 뇌의 특성을 알아 두면 자신의 몸과 마음을 지금보다는 더 잘 다스릴 수 있게 될 거야.

스트레스를 해소해
과식을 예방하자

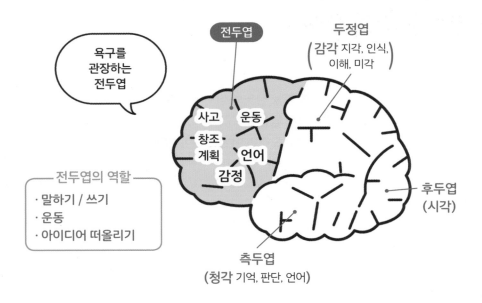

욕구를
관장하는
전두엽

전두엽

두정엽
(감각 지각, 인식,
이해, 미각)

사고   운동
창조
계획   언어
감정

── 전두엽의 역할 ──
· 말하기 / 쓰기
· 운동
· 아이디어 떠올리기

후두엽
(시각)

측두엽
(청각 기억, 판단, 언어)

 원리!

뇌는 아직 성장하는 중

*전두엽
대뇌 앞부분에 있고, '생
각' '판단' '감정 통제' '말
하기' 등 인간에게 중요
한 활동을 담당하는 기관
이다.

과자를 과식하지 않으려면 '과자가 먹고 싶어!'라는 욕구를 참아야
한다. 우리 뇌에서 욕구를 관장하는 부분이 전두엽*이다.

그런데 청소년기의 뇌는 아직 완성되지 않았다. 전두엽도 성장 중
이라서 욕구를 참으려면 성인보다 훨씬 더 큰 의지력이 필요하다. 자
꾸 과자를 폭식하는 습관도 다른 사람과 비교해서 특별히 유혹에 약
한 성격이라 그랬던 게 아니라는 말이다.

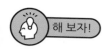

스트레스를 느끼면 과식한다!?

물론 참기 어려워도 과자 폭식을 예방할 수 있다. 우선 언제 과자를 폭식하게 되는지를 곰곰이 되짚어 보자.

해야 할 숙제가 있을 때? 아니면 학교에서 속상한 일이 있었을 때? 스트레스**를 받았을 때 과식했다면 스트레스 해소 방법을 바꿔 보자. 좋아하는 음악을 듣거나 춤을 추거나 가벼운 운동도 괜찮다.

또 '웃음'에는 스트레스를 줄이는 효과가 있다고 하니 웃음이 빵 터지는 재미난 동영상을 찾아보는 것도 좋은 방법이다.

한 가지 더, 스트레스가 있든 없든 손에 닿는 곳에 과자를 두지 말자. 간식을 준비해 주시는 부모님께 그날 먹을 만큼만 준비해 달라고 부탁해 두자.

**스트레스
외부에서 자극을 받았을 때, 몸과 마음에 발생하는 긴장 상태. 자극에는 통증과 추위 등 몸으로 느끼는 자극과 불안과 고민 등 마음으로 느끼는 자극이 있다.

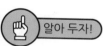

무리한 다이어트는 금물!

과자를 폭식하는 습관도 좋지 않지만, 무리한 다이어트도 위험하다. 먹지 않고 살을 빼는 데 집착하면 '섭식장애***'라는 병에 걸릴 수 있다. 어쩌다 평소보다 과식했더라도 '뇌가 성장하면 과식하고 싶은 욕구를 참을 수 있어!'라고 생각하고 너무 마음에 담아 두지 말자.

***섭식장애
몸무게와 몸매에 지나치게 집착해서 음식을 먹을 수 없는 질병. 음식을 거부하는 '거식증', 단시간에 많은 양의 음식을 섭취하고 구토 등을 통해 체중 증가를 막으려는 행위를 반복하는 '폭식증' 등이 있다.

✔ 기억해 두자

☐ 청소년기의 뇌는 참을성이 부족하다.
☐ 스트레스로 과식했다면 음악과 운동, 웃음으로 스트레스를 해소!
☐ 간식을 잔뜩 쟁여 두지 말자. 그날 먹을 만큼만 사다 달라고 부탁하자.

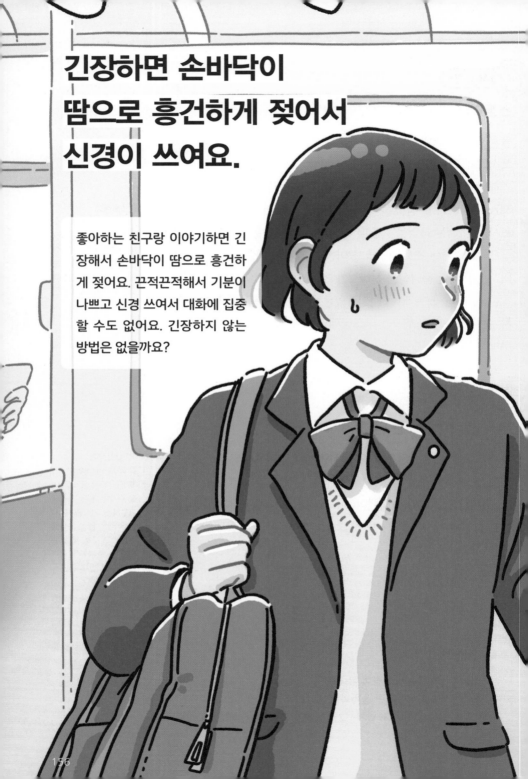

긴장하면 손바닥이
땀으로 흥건하게 젖어서
신경이 쓰여요.

좋아하는 친구랑 이야기하면 긴
장해서 손바닥이 땀으로 흥건하
게 젖어요. 끈적끈적해서 기분이
나쁘고 신경 쓰여서 대화에 집중
할 수도 없어요. 긴장하지 않는
방법은 없을까요?

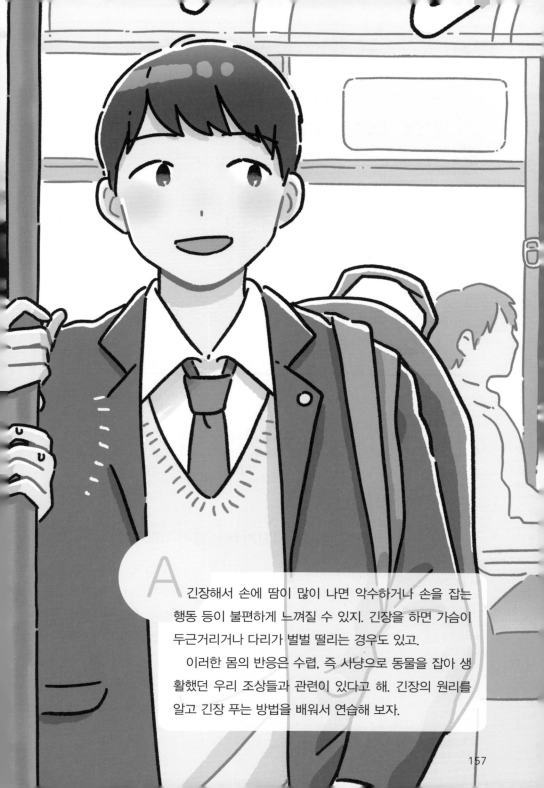

A 긴장해서 손에 땀이 많이 나면 악수하거나 손을 잡는 행동 등이 불편하게 느껴질 수 있지. 긴장을 하면 가슴이 두근거리거나 다리가 벌벌 떨리는 경우도 있고.

이러한 몸의 반응은 수렵, 즉 사냥으로 동물을 잡아 생활했던 우리 조상들과 관련이 있다고 해. 긴장의 원리를 알고 긴장 푸는 방법을 배워서 연습해 보자.

33

자율신경의 균형을 바로잡아 긴장을 완화하자

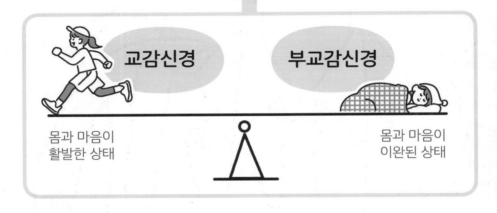

자율신경

교감신경

부교감신경

몸과 마음이
활발한 상태

몸과 마음이
이완된 상태

원리!

긴장은 목숨을 지키기 위한 방어 기제!?

*혈압
심장에서 내보낸 혈액이 혈관을 누르는 힘. 혈압은 항상 오르락내리락한다. 자는 동안에는 낮고 깨어나서 활동할 때는 높아진다.

긴장하면 우리 몸은 민감해지는데, 이는 혈압*과 체온 등 다양한 기능을 조절하는 '자율신경**'이 작동하기 때문이다. 자율신경은 몸을 긴장 상태에 두는 교감신경과 이완된 상태로 만드는 부교감신경이라는 두 가지 신경이 있다. 이 두 신경이 짝을 이루어 시소처럼 오르락내리락 균형을 잡으며 활동한다.

자율신경은 우리 조상들이 사냥하던 시대에도 도움이 되었다. 사냥감이나 적을 만나면 교감신경이 작동해서 몸을 긴장 상태로 만들어 바로 도망치거나 맞서 싸울 수 있게 한다. 다시 말해 긴장은 생명을 지키기 위한 반응이라고 할 수 있다.

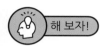 해 보자!

좋아하는 일을 생각하며 긴장을 푼다!

긴장을 풀려면 부교감신경의 활동을 자극해서 편안한 상태를 만들어야 한다. 의식을 다른 일로 돌리거나 좋아하는 일을 이것저것 생각해 보자. 머릿속으로 좋아하는 노래를 따라 부르는 방법도 효과적이다. 운동선수들이 경기 전에 이어폰을 끼고 음악을 듣는 것도 이 때문이다.

자율신경의 균형을 바로잡으면 신경이 잔뜩 곤두섰던 긴장 상태에서 적당히 긴장한 상태로 전환될 수 있다. 또 긴장해서 숨이 가빠졌을 때는 심호흡을 하자. 숨을 깊이 내쉬고 들이마시는 동작을 반복하면 부교감신경이 활발하게 작동하게 된다.

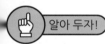 알아 두자!

자율신경의 균형이 무너지면 병에 걸릴 수도 있다

오랫동안 스트레스에 노출되거나 불규칙한 생활 등이 원인이 되어 자율신경의 균형이 무너지면 병에 걸릴 수 있다. 기립성 현기증, 어지럼증, 떨림 등의 증상이 나타나는 '기립성조절장애***'라는 병이 그중 하나다.

**자율신경
내장 기관의 활동과 체온 등을 조절하기 위해 우리 의사와 무관하게 24시간 일하는 신경이다. 예를 들면 호흡이 있다. 굳이 숨을 쉬고자 생각하지 않아도 저절로 숨을 쉰다. 바로 자율신경이 작동하기 때문이다. 자율신경에는 교감신경과 부교감신경이라는 두 가지 종류가 있다.

***기립성조절장애
자율신경이 제대로 작동하지 않으면 생길 수 있는 질병. 앉아 있다 일어날 때 갑자기 어지럽거나 순간적으로 아찔해지며 정신을 잃을 것 같은 느낌이 드는 증상 등이 나타난다. 10~16살 무렵에 많이 발병한다고 한다.

✔️ 기억해 두자

☐ 부교감신경의 활동을 자극하면 긴장을 이완할 수 있다.
☐ 긴장했을 때 즐거운 일을 생각하고 머릿속으로 좋아하는 노래를 따라 불러 보자.
☐ 긴장하면 심호흡!

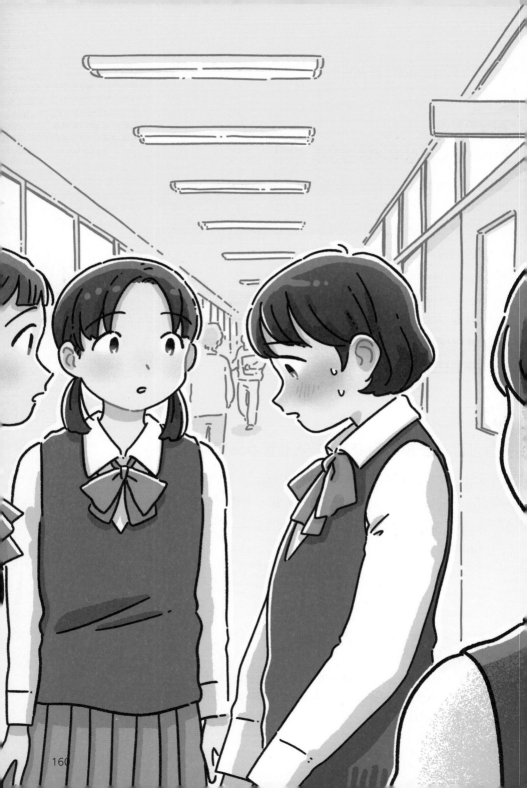

얼굴이 빨개지는 증상을 고칠 수 없을까요?

수업 시간에 발표하면 얼굴이 빨개져요. 속도 모르는 친구는 '얼굴이 빨개져서 귀여워'라고 말해 주지만, 너무 부끄러워서 쥐구멍이라도 있으면 들어가고 싶어요. 어떻게 하면 얼굴이 빨개지지 않을까요?

A

    사람들의 시선이 집중되면 얼굴이 빨개질 수 있어. 홍당무처럼 빨개진 얼굴을 보고 모르는 사람들은 귀엽다고 하지만, 당사자에게는 엄청난 고민일 수 있지.

    그렇다고 '얼굴이 빨개지지 않았으면 좋겠다'고 의식하면 오히려 더 심하게 빨개질 수 있어. 얼굴이 빨개지는 이유도 158쪽에서 설명한 교감신경과 관련이 있지. 그 원리를 자세하게 살펴보자.

홍조는 자연스러운 증상, 조급함을 버리자!

교감신경이 작동할 때

· 얼굴이 빨개진다
· 가슴이 두근거린다
· 몸에 힘이 들어간다

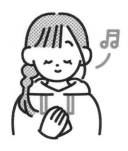

부교감신경이 작동할 때

· 이완된 상태
· 심박 수가 느려진다
· 몸에 힘이 빠진다

원리!

얼굴로 대량의 피가 몰린다!?

*모세혈관
혈관 중에서도 눈에 보이지 않을 정도로 가는 혈관. 우리 몸 여기저기에 몇 갈래로 뻗어 있고, 그 물처럼 촘촘하게 온몸으로 퍼져 있다.

많은 사람 앞에서 말하거나 이불을 뻥뻥 차고 싶을 정도로 부끄러운 기억이 떠올랐을 때 얼굴이 빨개지는 경우가 있다. 우리 몸을 활동적으로 만들어 주는 교감신경이 작동하기 때문이다.

교감신경이 작동하면 가슴이 세차게 두근거린다. 그리고 뇌가 많은 정보를 받아들일 수 있도록 대량의 혈액이 공급된다.

이때 얼굴 피부 바로 아래에 있는 모세혈관*에도 대량의 혈액이 흘러 들어가 얼굴이 빨개지는 것이다. 다시 말해 누구에게나 일어날 수 있는 자연스러운 현상이다.

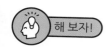 해 보자!

복식호흡으로 긴장을 이완!

교감신경의 작동을 억제하려면 복식호흡**으로 긴장을 이완하는 방법이 효과적이다. 자, 이어지는 내용을 천천히 읽고 복식호흡을 연습해 보자.

　등을 똑바로 펴고 손을 배 위에 올린다. 배가 쑥 들어가는 느낌에 의식을 집중하며 천천히 숨을 내뱉자. 끝까지 뱉고 나면 천천히 들이마신다. 이 과정을 10분 동안 반복한다.

　게임이라고 상상하면 쉽다. 본 게임에 들어가기 전에 튜토리얼 모드로 미리 연습을 해 보듯이 이미지 트레이닝***을 해 보는 것도 좋은 방법이다. 수업 중에 또박또박 발표하는 자신의 모습을 상상해 보자.

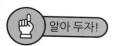 알아 두자!

오직 인간만 얼굴이 빨개진다!

얼굴이 빨개지는 현상은 다른 동물에서는 볼 수 없는 인간 고유의 현상이라고 한다.

　얼굴이 빨개졌을 때 쩔쩔맬 필요가 없다는 말이다. '오직 인간만 얼굴이 빨개져. 자연스러운 현상이야!'라고 대범하게 생각하고 넘겨 버리자.

　설령 얼굴이 빨개지더라도 제대로 발표하면 성공이다. 비슷한 경험을 몇 차례 반복하면 저절로 자신감도 붙을 것이다.

**복식호흡
숨을 들이마실 때 배를 부풀리고 숨을 뱉을 때 배가 납작해지도록 호흡하는 방법. 부교감신경의 활동을 자극해 몸과 마음을 차분하게 만들어 준다.

***이미지 트레이닝
운동선수들이 실천하는 훈련 방법 중 한 가지. 머릿속으로 이미지를 반복해서 떠올리면 실제로 그대로 행동할 수 있게 된다고 한다.

✔ 기억해 두자

☐ 복식호흡으로 긴장을 이완하는 연습을 해 보자.
☐ 나는 '무대 체질!'이라고 암시. 당차게 잘 해내는 자신의 모습을 상상해 보자.
☐ 얼굴이 빨개져도 자연스러운 현상이니 너무 마음에 담아 둘 필요 없다.

특집! 궁금한 성 이야기

가슴이 봉긋하게 부풀어 오르거나, 목소리가 낮아지거나……. 사춘기에 들어서면 몸에 조금씩 변화가 나타나. 이 변화는 신체가 성인이 되는 과정에서 겪어야 하는 통과의례야. 남학생과 여학생에게 각각 어떤 변화가 나타나는지 살펴보자.

여학생의 신체 변화

아기를 낳을 수 있는 몸이 된다

여학생의 몸은 사춘기에 들어서면 굴곡이 있는 몸매로 변한다. 여성 호르몬의 영향 때문이다. 뇌가 지령을 내리면 여성 호르몬이 분비된다.

그렇다면 무엇을 위해 몸이 변화할까? 사춘기에 나타나는 신체 변화는 아기를 낳을 수 있는 몸이 되기 위해서다. 생명을 잉태하는 기관인 성기와 아기에게 젖을 먹이는 유방이 변화하고, 몸 전체가 둥그스름하게 곡선을 띠게 된다. 이러한 변화는 10살 무렵부터 시작되는 사람이 많은데, 개인차가 있어서 시기에 관해서는 너무 예민하게 생각하지 않는 게 좋다.

가슴이 부푼다

젖(모유)을 만드는 유선이 발달하고 주위에 지방이 쌓여 가슴이 봉긋하게 부풀어 오른다. 가슴이 부풀기 시작하는 시기에는 쿡쿡 쑤시거나 아플 수 있다.

털이 난다

성기 주변과 겨드랑이 아래에 털이 난다. 이 털들은 중요한 부분을 지키기 위해서 나는 것이다. 처음에는 솜털처럼 가늘고 부드러운 털인데 점점 짧고 뻣뻣한 털로 변한다.

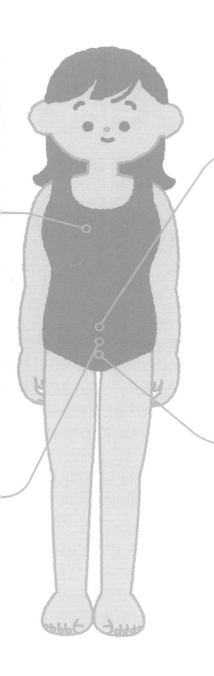

보이지 않는 성기(내성기)

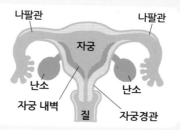

뱃속에는 아기씨가 되는 난자가 들어 있는 '난소', 임신 중에 아기가 지내는 방인 '자궁', 이렇게 두 가지 성기가 있다.

보이는 성기(외성기)

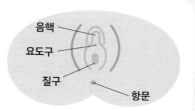

소변이 나오는 요도와 대변이 나오는 항문 사이에 있는 질(vagina)도 성기 중 하나다. 아기는 여기에서 나온다. 또 요도 앞에는 남학생의 음경에 해당하는 음핵(클리토리스)이 있다.

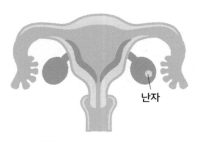

① 난포기
난소 안에는 아기가 되는 난자가 들어 있고, 한 달에 한 개씩 성장한다.

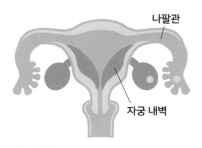

② 배란기
난자는 나팔관에서 배출되어(배란), 정자가 오기를 기다린다. 이때 자궁에서는 내벽이 두꺼워진다.

임신 주기가 되었다는 증거

*주기
월경이 막 시작되었을 무렵에는 주기가 불안정한 사람이 많다. 한 달에 몇 번씩 하거나, 반대로 석 달 이상 월경을 거를 때도 있는데, 이때는 병원에 가서 의사 선생님께 진찰을 받아 보자.

첫 월경을 '초경'이라 부른다. 여성의 배 안에 있는 자궁에서는 아기가 되는 알(수정란)을 위해 피로 폭신폭신한 매트 같은 상태(자궁 내벽)를 만든다. 이 매트는 수정란이 생기지 않는 한 한 달에 한 번 새로운 매트로 교체된다. 이때 불필요해진 매트가 질을 통해 흘러나오는데 이를 월경혈이라 부른다. 그리고 피가 몸 밖으로 나오는 현상이 월경(생리)이다.

한 번의 월경 기간은 3~7일. 출혈량도 날짜에 따라 달라진다. 또 월경에서 다음 월경까지의 일수(주기*)도 사람에 따라 다르다.

초경을 맞이하는 나이는 10~12살 무렵이 많은데, 사람에 따라 다르다. 월경이 시작된다는 건 경사스러운 일이다. 성인 여성으로 걸음을 내딛기 시작했다는 뜻이니까. 15살이 지나도 월경을 시작하지 않으면 병원에 가서 의사 선생님께 진찰을 받아 보는 게 좋다.

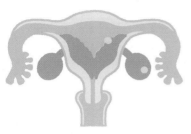

③ 황체기
정자가 오지 않으면 난자는 수정란이 되
지 않고 몸 밖으로 빠져나간다.

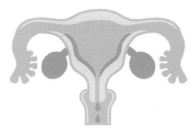

④ 월경기
불필요해진 자궁 내벽이 벗겨져 내리며
질로 빠져나간다.

월경 주기와 몸과 마음의 관계

건강한 여성은 월경이 시작하는 날을 1일로 잡으면, 월경 주기는 약
25~38일 정도다. 월경을 관장하는 여성 호르몬은 에스트로겐과 프
로게스테론이라는 두 가지 종류가 있다. 월경 전후로 두 호르몬의 분
비량이 달라진다. 에스트로겐은 피부와 머리카락을 아름답게 해 주
는 호르몬이고, 배란 후에는 체온을 높여 임신을 준비하는 프로게스
테론이 증가한다. 프로게스테론의 영향으로 사람에 따라 이 시기에
유독 짜증이 많이 나거나 컨디션이 안 좋아질 수 있다.

●월경 주기와 호르몬의 분비량

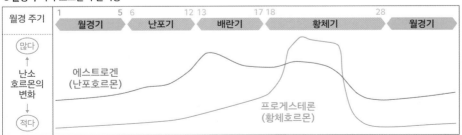

자손을 남기기 위한 준비로 사정이 있다

여학생의 몸이 여성 호르몬으로 변화하듯, 남학생의 몸도 남성 호르몬으로 변화가 나타난다. 알기 쉬운 변화로 '변성기'가 있는데 사춘기 이전보다 목소리가 낮아지는 현상이다. 변성기 도중에는 목소리가 잠겨서 잘 나오지 않는 시기도 있다.

또 팔다리에 털이 나는 등 몸 곳곳에 털이 자라거나 짙어지고, 겨드랑이와 성기 주변에도 털이 자란다. 입 주변과 인중에도 거뭇거뭇하게 털이 자라 수염처럼 보이기도 한다.

사춘기를 맞이하면 '사정'을 경험하게 된다. 사정은 정자를 몸 밖으로 배출하는 현상으로 첫 사정을 10살 정도에 경험하는 사람도 있고 18살에 시작하는 사람도 있는 등 개인차가 크다. 남학생은 자기도 모르는 사이에 몽정 등으로 첫 사정을 경험하는 경우도 많다.

수염이 난다

코와 입 사이 인중에 나는 털이 짙어진다. 대개 성인 남성만큼 굵고 짙은 털이 나지는 않는데, 간혹 면도를 해야 할 정도로 굵고 짙은 털이 나는 경우도 있다. 수염이 너무 짙거나 길어서 신경이 쓰인다면 면도를 시작해도 상관없다. 첫 면도라면 어른과 함께 연습하면 안전하게 면도를 마칠 수 있다.

울대뼈가 커진다

변성기의 정체는 울대뼈 성장이다. 목소리는 목 앞뒤에 있는 연골에 펼쳐진 막이 떨리며 나는데, 남성 호르몬의 영향으로 이 연골이 커져 음의 높이에 변화가 나타난다.

털이 난다

남성 호르몬은 체모가 나게 하고 무성해지게 한다. 털이 나는 시기는 개인차가 있지만 보통 성기 주변, 겨드랑이 순으로 난다.

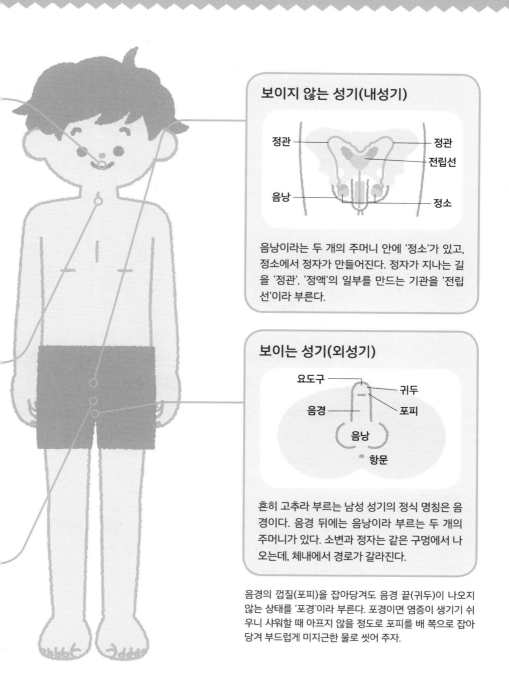

보이지 않는 성기(내성기)

정관 — 전립선

정관

음낭 — 정소

음낭이라는 두 개의 주머니 안에 '정소'가 있고, 정소에서 정자가 만들어진다. 정자가 지나는 길을 '정관', '정액'의 일부를 만드는 기관을 '전립선'이라 부른다.

보이는 성기(외성기)

요도구 — 귀두

음경 — 포피

음낭

* 항문

흔히 고추라 부르는 남성 성기의 정식 명칭은 음경이다. 음경 뒤에는 음낭이라 부르는 두 개의 주머니가 있다. 소변과 정자는 같은 구멍에서 나오는데, 체내에서 경로가 갈라진다.

음경의 껍질(포피)을 잡아당겨도 음경 끝(귀두)이 나오지 않는 상태를 '포경'이라 부른다. 포경이면 염증이 생기기 쉬우니 샤워할 때 아프지 않을 정도로 포피를 배 쪽으로 잡아당겨 부드럽게 미지근한 물로 씻어 주자.

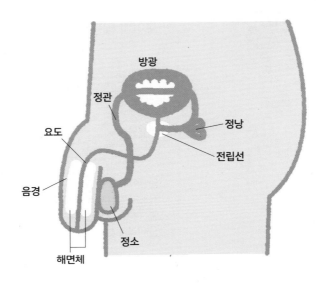

정자를 몸 밖으로 내보내는 현상이 사정

*정자
정자의 머리에는 그 사람의 유전자가 들어 있다.

**몽정
아침에 일어났더니 사정해서 속옷이 젖어 있다면 빨래통에 휙 던져 넣지 말고 조물조물 직접 손빨래해 보면 어떨까.

***발기
음경이 단단해지는 이유는 정자를 최대한 자궁 가까이에 도달할 수 있게 하기 위해서이다.

사춘기에 접어들어 남성 호르몬이 활발하게 분비되면, 남학생은 정소에서 정자*를 만들 수 있게 된다. 정자란 아기가 되는 씨앗으로 크기는 약 0.05mm로 올챙이처럼 생겼다.

첫 사정은 10~18살에 많은데, 개인차가 있다. 자는 동안 사정하는 사람이 많아서 이를 '몽정**'이라고 부른다.

음경은 '해면체'라고 부르는 스펀지 같은 물질로 이루어져 있다. 실제로 여성의 몸에 정자를 보낼 때는 해면체로 혈액이 모여 음경이 단단해진다. 이를 '발기***'라고 하는데, 남성은 아기일 때부터 발기할 수 있는데, 정자는 첫 사정이 시작되고 나서부터 배출된다.

정자가 몸 밖으로 배출될 때까지

정자는 1초 동안에 약 1000개, 하루에 1억 개가 만들어진다. 정소를 출발한 정자는 정관을 지나면서 정낭과 전립선에서 만들어진 정액과 섞여 요도로 배출된다.

소변도 요도를 통해 몸 밖으로 나가는데, 사정할 때는 소변이 저장된 방광 입구가 닫혀서 정자와 소변이 섞이지 않는다.

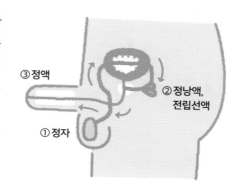

③정액

②정낭액, 전립선액

①정자

정액은 하얗고 끈적끈적하다

정액은 하얗고 끈적끈적한 물질이다. 정액은 주로 과당 결정과 항염증 물질, 효소로 이루어져 있고, 이 성분들이 정액을 불투명한 흰색처럼 보이게 만든다.

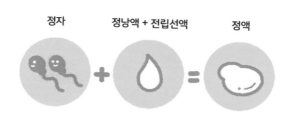

정자

정낭액 + 전립선액

정액

끈적끈적한 질감은 정자를 지키기 위해서다. 정자는 산성에 약한데, 정자가 지나가는 통로인 질의 내부는 균 증식을 막기 위해 산성을 유지하고 있다. 그래서 최대한 많은 정자를 혹독한 환경에서 지키려고 끈적끈적한 질감을 갖고 있는 것이다.

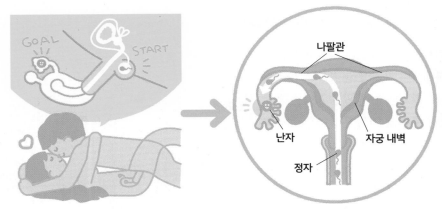

생명 탄생의 원리

정자가 여성의 몸 안으로 들어간다. 사정 후의 정자는 여성의 질 안을 지나서, 나팔관을 목표로 쭉쭉 나아간다. 정자의 수명은 3일. 나팔관에서 배출된 난자의 수명은 약 24시간이라고 한다.

1회 사정으로 1억 개 이상의 정자가 방출되는데, 나팔관까지 도달하는 정자는 100개 정도.

생명은 정자와 난자의 만남에서부터 시작된다

아기 씨앗이라고 할 수 있는 '수정란'이라는 한 개의 세포는 남자의 정소에서 만들어진 정자와 여자의 난소에 있던 난자가 여성의 몸속에 있는 나팔관에서 만나 탄생한다. 둘의 만남으로 만들어진 수정란은 여성의 몸속에 있는 자궁 내벽에 붙어서(착상) 임신이 시작된다.

그렇다면 정자는 어떻게 난자를 만날 수 있을까? 바로 사정이다. 단단해진 음경을 여성의 질에 넣어 사정(성교)하면, 수많은 정자가 질로 들어간다. 난관에서 기다리던 단 한 개의 난자에 최초로 도달한 정자가 난자 속으로 파고 들어가서 짜잔, 수정란이 완성된다!

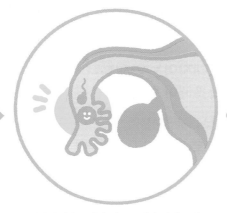

나팔관까지 도달한 약 100개의 정자 중에서 단 하나의 정자만 난자 안으로 들어가 수정된다.

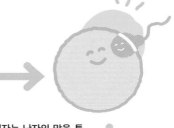

정자는 난자의 막을 통과해 안으로 들어가서, 수정란이 된다.

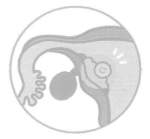

수정란은 세포 분열을 반복하며 성장하고 자궁 내벽에 착상한다.

아기는 어디서 나올까?
질? 엄마 배?

아기는 태어날 때까지 자궁에서 지낸다. 기간은 10개월 10일 정도. 수정란은 세포 분열을 반복하며 몸의 기관을 만들고 활동 채비를 갖춘다.

자궁 속의 아기는 엄마의 자궁벽에 붙어 있는 태반으로 배꼽의 탯줄을 통해 영양을 공급받으며 무럭무럭 성장한다. 임신 6개월이 넘으면 아기 몸의 기관은 대략 완성된다.

일반적으로 출산은 질로 이루어지는데, 엄마와 아기의 안전을 위해 배를 절개해서 아기를 낳는 수술(제왕절개)도 있다.

여성의 최종 월경이 시작된 날부터 계산해서 열 달 열흘(10개월 10일) 후를 출산 예정일로 잡는다.

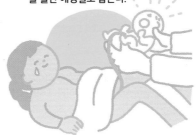

남자도 여자도!
알아 두면 안심

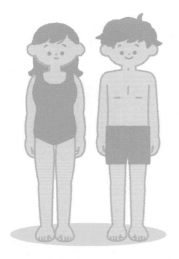

사적인 신체 부위는 그 밖에도 성기, 엉덩이처럼 수영복으로 가리는 부분을 말한다.

1 브래지어는 언제부터 착용해야 할까?

가슴이 봉긋하게 부풀어 오르거나, 쿡쿡 쑤시는 느낌이 들면 브래지어를 착용하기 시작할 때가 왔다고 볼 수 있다. 처음에는 입고 벗기 편한 스포츠 브래지어나 러닝셔츠에 브래지어가 붙어 있는 캐미솔 타입을 활용하면 부담을 줄일 수 있다.

가슴은 부모님을 포함해 남들이 함부로 만지거나 봐서는 안 되는 사적인 신체 부위 중 하나로 나의 목숨과 직접 관계된 중요한 부분이다.

2 부모님과 언제까지 같이 목욕할 수 있을까?

남학생이나 여학생이나 신체에 변화가 나타나기 시작하면 욕실과 침실은 부모님과 이성 형제와 따로 쓰자. 엄마나 아빠가 미처 신경 써 주시지 못한다면 먼저 말씀드려 보자.

"오늘부터 혼자 목욕할게요!"

"방도 따로 쓸게요."

혼자 방을 쓸 수 없는 상황이라면 커튼을 칸막이처럼 활용해 보는 건 어떨까?

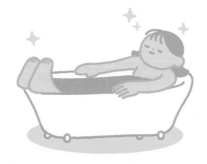

혹시 엄마나 아빠가 서운한 표정을 지으셔도 너무 마음에 담아 두지 말자! 다 어른이 되는 과정이다.

3 임신은 몇 살부터 가능할까?

여자는 월경이 시작되고 나면 임신할 수 있는 몸이 된다. 하지만 사춘기에는 몸과 마음이 불안정해서 임신에는 큰 위험이 따른다. 또 아기를 기르려면 현실적으로 돈이 필요하므로 임신은 혼자서 생활할 수 있게 되고 나서, 정말로 사랑하는 사람과 충분히 의논해서 결정하자. 남자와 여자 모두 서로의 몸과 마음을 소중히 해야 행복한 임신과 출산을 할 수 있다.

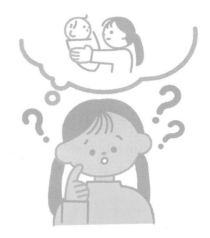

여성의 몸이 성숙하고, 임신과 출산에 적절한 시기는 18~40살 중반까지라고 한다.

4 임신에 관해 알아 두어야 할 이런저런 지식

피임이란 성교할 때 임신하지 않도록 대비하는 방법이다. 가장 일반적인 피임법은 콘돔. 음경에 고무장갑처럼 생긴 콘돔을 씌워서 정자가 여성의 몸으로 들어가지 못하게 하는 방법이다. 호르몬을 조절하고 배란을 억제하는 저용량 피임약도 있다. 여성이 28일 동안 꾸준히 피임약을 복용하면 임신이 되지 않는다. 다만 피임약을 안전하게 사용하려면 의사 선생님과 먼저 상담해야 한다. 산부인과나 여성 전문병원에 가서 진찰받고 검사하고 처방받는 방법이 바람직하다.

콘돔   피임약

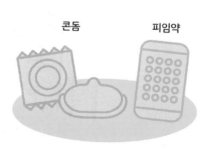

예상하지 못한 임신을 피하려면 콘돔과 피임약을 함께 사용하는 방법을 추천한다. 피임약은 피임 목적뿐 아니라 생리 불순과 생리통 개선에도 효과가 있다.

아빠가
'징그럽게'
느껴지는 마음은
왜 생길까요?

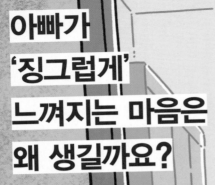

요즘 들어 부쩍 아빠가 징그럽게 느껴져요. 학교에서 있었던 일을 꼬치꼬치 캐물으면 나도 모르게 "아, 짜증 나! 뭐가 그렇게 궁금한데"라고 소리를 지르게 돼요. 아빠가 싫은 건 아닌데. 짜증내서 풀이 죽은 아빠의 모습을 보면 나도 마음이 불편해요……

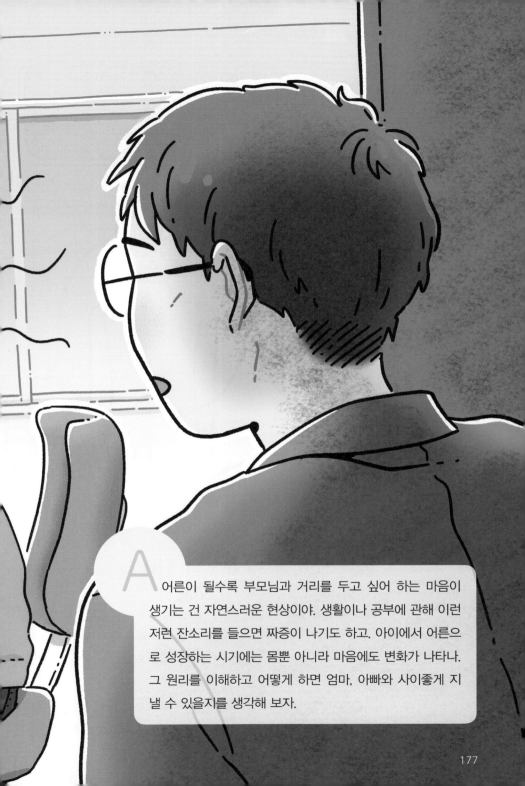

A 어른이 될수록 부모님과 거리를 두고 싶어 하는 마음이 생기는 건 자연스러운 현상이야. 생활이나 공부에 관해 이런 저런 잔소리를 들으면 짜증이 나기도 하고. 아이에서 어른으로 성장하는 시기에는 몸뿐 아니라 마음에도 변화가 나타나. 그 원리를 이해하고 어떻게 하면 엄마, 아빠와 사이좋게 지낼 수 있을지를 생각해 보자.

부모와의 관계 변화는
어른이 되기 위한 준비

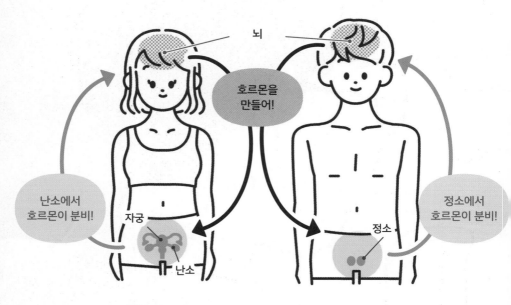

뇌

호르몬을
만들어!

난소에서
호르몬이 분비!

자궁

정소에서
호르몬이 분비!

정소

난소

원리!

짜증도 성장의 증거

*사춘기
아이에서 어른으로, 몸과
마음이 크게 성장하는 시
기. 대체로 10살부터 18
살 사이인데, 기간은 사
람마다 제각각이다.

초등학교 고학년쯤 되면 몸이 어른으로 변화하기 시작하는데, 이 시
기를 '사춘기*'라 부른다.

사춘기가 되면 뇌에서 '여성 호르몬**'(남자는 남성 호르몬)을 만들
라'는 명령을 내린다. 여성(남성) 호르몬은 육체적인 여자(남자)다움
을 만드는 물질이다. 혈액과 함께 온몸으로 보내져서 몸을 어른으로
성장시킨다.

이때 다른 호르몬***과의 균형이 무너지면 감정적으로 불안해지
고, 짜증이 날 수 있다. 아빠, 엄마가 갑자기 불편하게 느껴지고 거리

를 두고 싶다는 기분이 드는 건 성장하고 있다는 증거라고 할 수 있다.

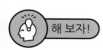 해 보자!

억지로 대화하지 않아도 괜찮다

사춘기에는 부모님이 부담스럽게 느껴지는 법이다. 할 말이 없다면 억지로 대화하지 않아도 괜찮다.

그 대신 어버이날이나 부모님 생신에 '항상 감사합니다'라는 메시지를 전하면 어떨까? 엄마, 아빠가 싫어진 게 아니라, 사실은 사랑한다는 마음을 전해 보자.

그래도 짜증이 스멀스멀 치밀어 올라 폭발하고 말았다면 날을 잡아서 제대로 사과하자. 평소에 대화를 나누지 않더라도 가끔은 자신의 감정을 말로 전할 필요가 있다.

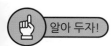 알아 두자!

'나'에 관한 생각으로 머릿속이 가득!

사춘기에는 몸뿐 아니라 마음에도 변화가 나타난다.

'나는 누구지?'

'다른 사람들은 나를 어떻게 생각할까?'

'나'에 관해 생각하게 되는데, 사춘기에 나타나는 변화 중 한 가지다. '나다움'을 찾게 되는 시기에 부모님이 잔소리하거나 간섭하면 나도 모르게 울컥 짜증이 치밀 수 있다.

**여성 호르몬·남성 호르몬

뇌에서 명령을 내리면 여자는 난소에서 에스트로겐이라는 여성 호르몬이, 남자는 정소(고환)에서 테스토스테론이라는 남성 호르몬이 분비된다. 하지만 소량으로 여성에게도 남성 호르몬이, 남성에게도 여성 호르몬이 분비된다.

***호르몬

우리 몸의 다양한 활동을 조절하는 화학물질. 다양한 종류가 있다. 내분비샘이라는 기관에서 만들어져 혈액과 함께 온몸으로 보내진다.

✔ **기억해 두자**

☐ 사춘기에 부모님에게 '거리감'을 느끼는 건 자연스러운 현상이다.

☐ 억지로 대화할 필요는 없다.

☐ 해서는 안 되는 말을 했다면 제대로 사과하자.

179

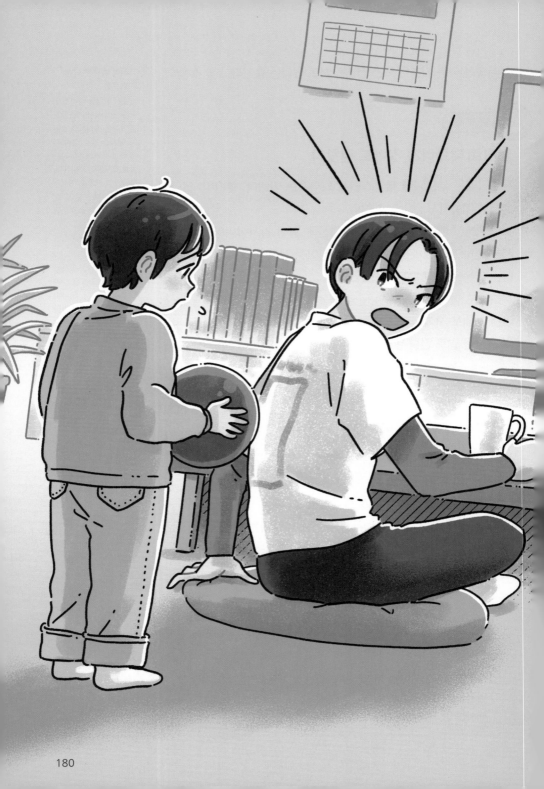

욱하는 성격을
고치려면 어떻게 해야
할까요?

한창 공부하는 중이었는데 동생이 떠들길래 "시끄러워! 조용히 좀 해!"라고
소리를 질러 동생을 울리고 말았어요. 일이 뜻대로 풀리지 않으면 욱하는 성
격, 어떻게 고칠 방법이 없을까요?

A

'분노'를 느끼면 큰 소리를 치거나, 상대방에게 심한 말을 퍼붓게 될 때가
있지. 특히 호르몬 불균형의 영향으로 짜증이 나기 쉬운 사춘기에는 욱하는
성질이 더 쉽게 튀어나올 수 있어.

그렇다고 수시로 화를 내면 주위에 사람이 남아나질 않겠지. 분노를 어떻
게 다스려야 할지 알아보자.

'분노'도 뇌의 작용 중 하나, 행동하기 전에 생각하는 습관을 들이자

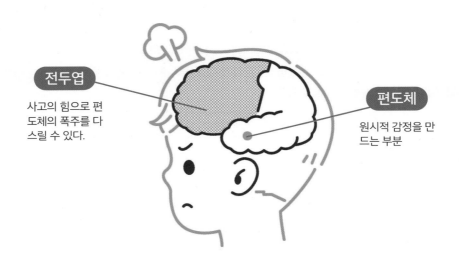

전두엽

사고의 힘으로 편도체의 폭주를 다스릴 수 있다.

편도체

원시적 감정을 만드는 부분

원리!

문제 해결에 필요한 감정

*편도체
뇌 중심부에 있는 기관으로, 위험으로부터 몸을 지키기 위해 불안과 공포, 분노 등의 감정을 만들어낸다. 몇억 년 전에 살았던 원시 물고기에게도 편도체가 있었다고 한다.

사람이 '욱하고' 분통을 터트리는 과정은 뇌의 '편도체*'와 관련이 있다. 편도체는 '짜증'이나 '두려움' 등의 감정**을 만드는 부위다. 부정적인 감정을 느끼기에 우리는 상황을 해결할 방법을 모색하고, 문제 해결에 필요한 행동을 할 수 있다.

그런데 사춘기의 편도체는 아직 발달하는 중이라 사소한 일로 심각한 분노의 감정을 느낄 수 있다. 또 154쪽에서 설명한 전두엽이 감정을 다스리는 작용을 하는데, 이 전두엽이 어른보다 약해서 화를 잘 참지 못하는 경향이 있다.

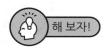 해 보자!

분노에는 '시간이 약!'

속에서 욱하고 치밀어 오르는 느낌이 들면 일단 심호흡부터. 그리고 머릿속으로 10까지 숫자를 세어 보자. 시간이 지나면 분노의 기세가 차츰 가라앉을 것이다.

또 자신의 몸을 관찰하는 것도 좋은 방법이다. 화가 났을 때 우리 몸은 어떤 반응을 보일까?

'가슴이 두근거려서 터질 것 같애' '얼굴이 빨개져' 등 몸 상태를 관찰하면 분노도 서서히 잦아들게 될 것이다. 천천히 자신의 감정을 말로 풀어 보면 차분하게 이야기할 수 있게 된다.

**감정
어떤 일에 대해 생겨나는 마음이나 기분. 사람에게는 기쁨, 슬픔, 분노, 공포, 놀람, 포기 등 다양한 감정이 있다.

알아 두자!

공격성을 관장하는 호르몬!?

사춘기에 폭발적인 감정을 드러내는 이유는 178쪽에서 설명한 호르몬 균형***과 관계가 있다.

사춘기에는 뇌에서 여성(남성) 호르몬이 대량으로 분비되어, 몸속의 호르몬 균형이 쉽게 무너질 수 있다. 사춘기의 뇌에서는 공격성을 관장하는 호르몬이 활발해지면서 짜증이 나고 욱하며 성질을 부리게 되는 것이다.

***호르몬 균형
체내 호르몬에는 많은 종류가 있고, 균형을 유지하며 작동하고 있다. 그 균형이 무너지면 몸과 마음에 이런저런 증상이 나타날 수 있다.

✔ 기억해 두자

☐ 욱하는 습관은 편도체가 성장하는 도중이라 나타나는 현상이다.
☐ 짜증이 나면 심호흡을 하고 10까지 숫자를 세자.
☐ 화가 났을 때의 몸 상태를 관찰하자!

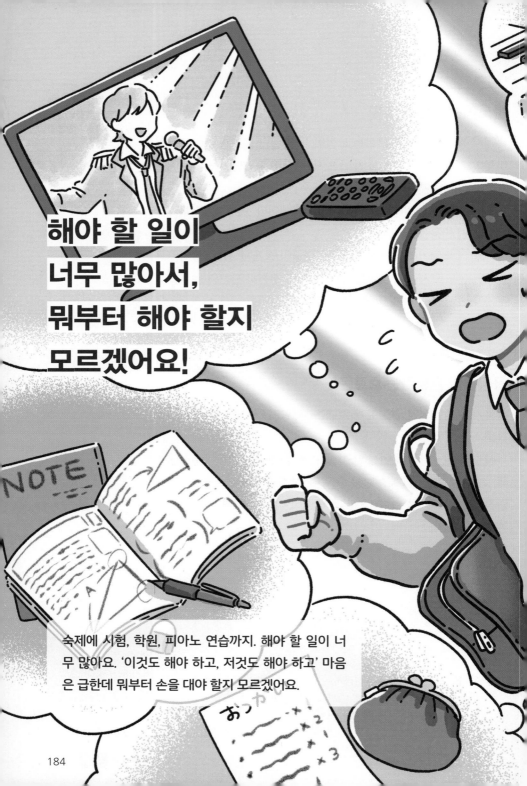

해야 할 일이 너무 많아서, 뭐부터 해야 할지 모르겠어요!

숙제에 시험, 학원, 피아노 연습까지. 해야 할 일이 너무 많아요. '이것도 해야 하고, 저것도 해야 하고' 마음은 급한데 뭐부터 손을 대야 할지 모르겠어요.

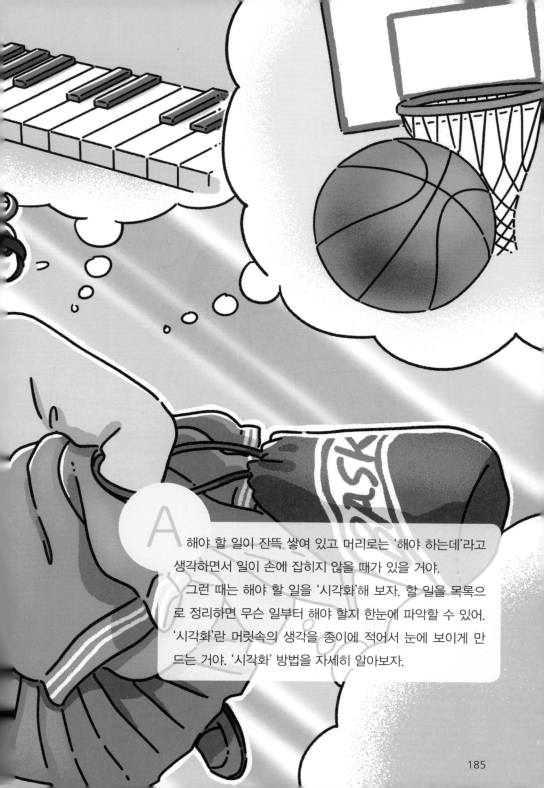

A 해야 할 일이 잔뜩 쌓여 있고 머리로는 '해야 하는데'라고 생각하면서 일이 손에 잡히지 않을 때가 있을 거야.

그런 때는 해야 할 일을 '시각화'해 보자. 할 일을 목록으로 정리하면 무슨 일부터 해야 할지 한눈에 파악할 수 있어. '시각화'란 머릿속의 생각을 종이에 적어서 눈에 보이게 만드는 거야. '시각화' 방법을 자세히 알아보자.

마음과 뇌

37 종이에 적어 우선순위를 매기자

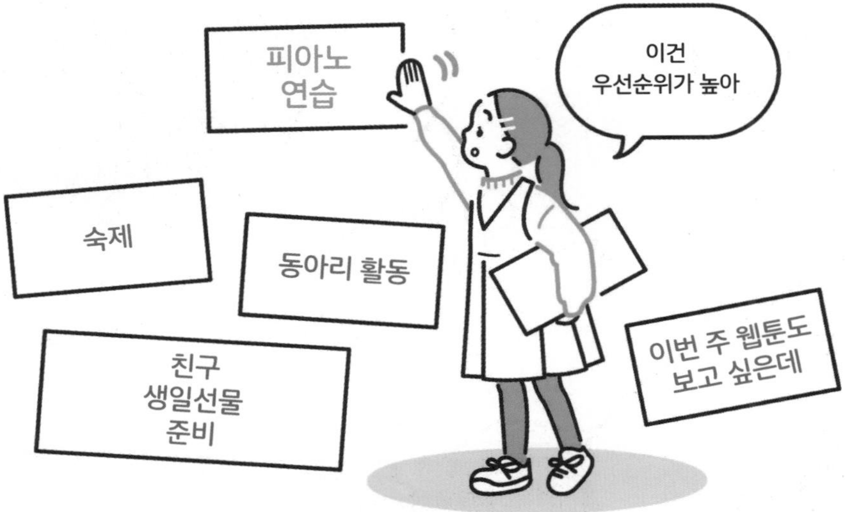

원리!

'불안'이 여기저기 흩어져 있다!?

*불안
불안과 공포는 뇌의 편도체(182쪽 참고)가 일으키는 감정이다. 편도체의 활동으로 자율신경(158쪽 참고)에도 영향을 미치고, 우리 몸도 긴장한 상태가 된다.

해야 할 일은 잔뜩 쌓여 있는데, 마음은 급하고 머릿속은 불안*으로 꽉 차 일이 손에 잡히지 않을 때가 있다.

'숙제 안 해 가면 수행평가 점수를 못 받을 텐데.' '피아노 연습 안 하면 대회에서 망신을 당할 텐데.' 이런 식으로 머릿속에 불안이 스멀스멀 피어오른다.

또는 시간이 부족하다는 생각에 불안을 느낄 수도 있다. 이런저런 불안이 머릿속에 뿔뿔이 흩어져 있어서 무엇부터 해야 좋을지 몰라 일이 손에 잡히지 않는 상태라고 할 수 있다.

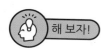 해 보자!

'시각화'로 머릿속을 정리!

일단 해야 할 일을 종이에 적어 보자. 메모지든 수첩이든 포스트잇이든 상관없다.

'국어 문제집 풀기' '새로 진도 나간 연습곡 치기' 등 구체적으로 해야 할 일을 적는다. 그리고 각 항목에 우선순위**를 매긴다. '1번' '2번' '3번', 이런 식으로 순서를 매겨 보자.

이렇게 생각을 종이에 글로 적는 '시각화***'로 머릿속을 정리할 수 있다. 시각화를 마치면 지금 무슨 일을 해야 하는지 파악할 수 있어서 조바심을 내지 않고 해야 할 일에 집중할 수 있다.

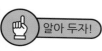 알아 두자!

불안의 정체가 눈에 들어온다

이상하게 불안한 기분이 들 때도 종이에 적는 방법을 활용할 수 있다. 머릿속에 떠오르는 생각을 글로 적으면 무엇이 불만인지, 무엇이 마음에 들지 않는지 알 수 있다. 그 과정에서 자신의 감정을 깨닫고 나면 마음이 한결 편안해진다.

**우선순위
먼저 해야 하는 일의 순위. '우선순위 정하기'로 해야 할 일이 많을 때 처리할 순서를 결정할 수 있다.

***시각화
생각과 감정을 종이에 글로 적어서 눈에 보이는 상태로 만드는 방법이다. 이 방법을 활용하면 문제점을 깨닫고, 감정을 정리하는 데 효과가 있다.

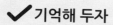 기억해 두자

□ 해야 할 일을 종이에 글로 정리하자!
□ 각 항목에 우선순위를 매겨 보자!
□ 이유를 모르는 불안이 찾아왔을 때도 종이에 글로 생각을 정리해 보자.

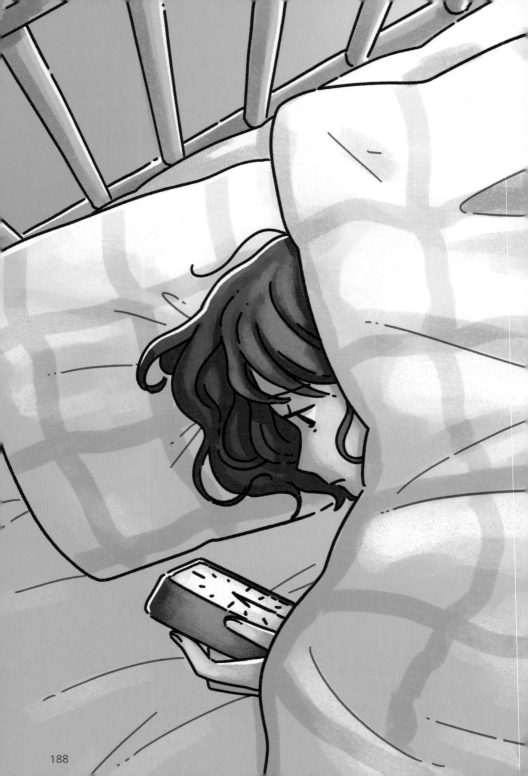

학교에 가기 싫어서
아침만 되면
배가 살살 아파 와요.

아침마다 학교에 가기 싫어서 우울해요. 학교만 생각하면 배가 살살 아파 와
요. 그렇다고 열도 나지 않고 딱히 아픈 데도 없는데 학교에 안 갈 수도 없고.
학교에 꼭 가야 할까요?

A

'학교에 가기 싫다'고 생각하면서도 학교에 가고 있다는 말이지? 그 노력
에 박수를 보내. 하지만 아침마다 배가 아파질 정도라면 몸과 마음이 힘들다
는 증거라고 볼 수 있어.

학교에 가기 싫다는 마음 깊은 곳에는 공부나 친구 관계 등 불편함을 느
끼는 무언가가 숨어 있을 수 있어. 마음의 소리에 귀를 기울이면 어떻게 해
야 좋을지 조금씩 방법을 찾을 수 있을 거야.

38

억지로 참지 말고
대화하기 편한 사람에게 의논하자

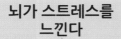 뇌가 스트레스를
느낀다 몸 이곳저곳에
이상이 나타난다

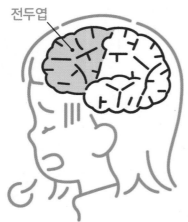

전두엽

배가
아프다.

아찔하면서 순간 정신을
잃을 것 같은 현기증이 난다.

심장이
두근거린다.

 원리!

몸과 마음은 연결되어 있다

*몸에도 영향이
나타날 수 있다
오랫동안 스트레스에 노
출되면 우리 몸에 있는
저항력(질병에 걸리지
않게 해 주는 힘)이 약해
져서 진짜 병에 걸릴 수
있다.

학교에서 불편한 일이 매일 일어나면 차츰 학교 갈 시간만 되면 배가 살살 아파지는 증상이 생길 수 있다. 마음의 증상이 몸으로 나타나는 현상이다. 몸과 마음은 하나로 연결되어 있어서, 스트레스를 느끼면 몸에도 영향이 나타날 수 있다*. 힘내서 학교에 가려는 마음은 기특한데, 너무 무리하지 않는 게 좋다.

어떤 상황에서 불편함을 느끼는지 적어 본다

우선 어떤 상황에서 불편함을 느끼는지 생각해 보자. 종이에 글로 적는 방법을 추천한다.

'수업이 어려워서 따라가기 힘들다.' '친구랑 다퉜다.'

생각나는 대로 적다 보면 의외로 불편함을 느끼는 상황이 많을 수도 있다. 다 적고 나면 이제 해결 방법을 생각해 볼 차례다. 혼자 해결할 수 없는 일은 가족이나 선생님, 학교에 계신 전문 상담 선생님** 등 편하게 말할 수 있는 어른과 상담하자.

학교에 가기 싫다는 말을 꺼내려면 용기가 필요하다. 그래도 용기내어 털어놓고 나면 마음이 한결 가벼워질 것이다. 한 가지씩 차근차근 나를 힘들게 하는 일들을 해결해 나가다 보면 몸과 마음이 건강해지고 안심하고 학교에 갈 수 있는 날이 온다.

**전문 상담 선생님
학교에 배치되어 학생들의 마음 건강을 관리해 주는 전문가. 등교 거부와 친구 관계, 몸과 마음의 이상 등을 호소하는 학생들의 치유와 상담을 담당하는 분이다.

 알아 두자!

병으로 결석하게 될 수도 있다

'아침에 일어나기 너무 힘들어.' '몸이 너무 무거워. 손가락 하나 까딱할 힘이 없어.'

이런 증상을 호소하며 학교에 갈 수 없다면 '기립성조절장애'일 수도 있다. 159쪽에서 설명한 자율신경이 원활하게 작동하지 못해서 생기는 증세로 사춘기에 많이 발생한다. 혹시 내가 기립성조절장애라는 생각이 들어 걱정된다면 병원에 가서 진찰을 받아 보자.

✔ **기억해 두자**

☐ 학교에서 생긴 힘든 일을 종이에 글로 적어 보자.
☐ 불편한 일들을 해결할 방법을 한 가지씩 차근차근 생각해 보자.
☐ 혼자 해결할 수 없는 일은 믿을 수 있는 사람과 상담하자!

사사건건
잔소리가 심한
엄마와
이야기하기 싫어요.

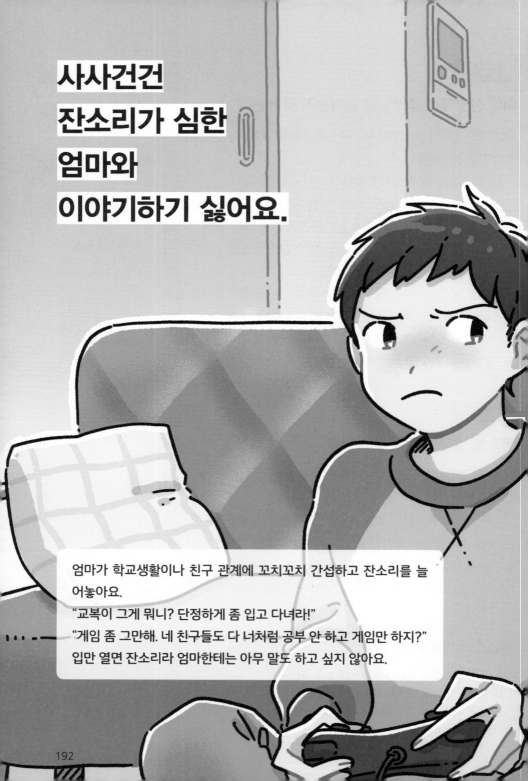

엄마가 학교생활이나 친구 관계에 꼬치꼬치 간섭하고 잔소리를 늘어놓아요.

"교복이 그게 뭐니? 단정하게 좀 입고 다녀라!"

"게임 좀 그만해. 네 친구들도 다 너처럼 공부 안 하고 게임만 하지?"

입만 열면 잔소리라 엄마한테는 아무 말도 하고 싶지 않아요.

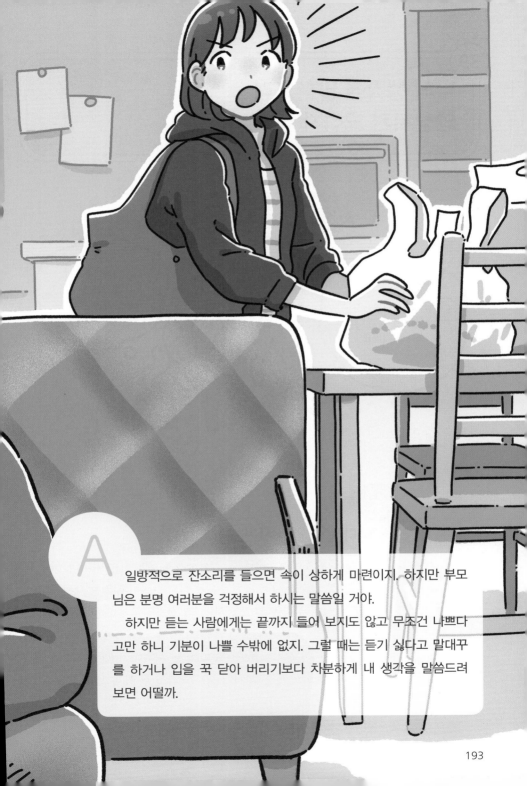

A

일방적으로 잔소리를 들으면 속이 상하게 마련이지. 하지만 부모님은 분명 여러분을 걱정해서 하시는 말씀일 거야.

하지만 듣는 사람에게는 끝까지 들어 보지도 않고 무조건 나쁘다고만 하니 기분이 나쁠 수밖에 없지. 그럴 때는 듣기 싫다고 말대꾸를 하거나 입을 꾹 닫아 버리기보다 차분하게 내 생각을 말씀드려 보면 어떨까.

나의 생각을 말씀드려 안심시켜 드리자

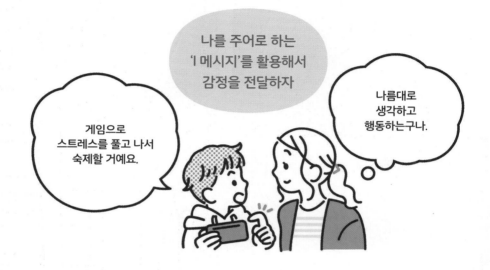

나를 주어로 하는
'I 메시지'를 활용해서
감정을 전달하자

게임으로
스트레스를 풀고 나서
숙제할 거예요.

나름대로
생각하고
행동하는구나.

원리!

'나다움'을 찾는 시기

*'나다움'을 찾아
나가는 시기
사춘기는 '나는 어떤 사
람일까?'를 생각하게 되
는 시기다. 쉽게 말해 나
다움을 찾는 시기, 즉 자
아 찾기의 시기라고 할
수 있다. 그래서 이 시기
를 심리학에서는 '정체성
탐색기'라 부른다.

부모님의 잔소리는 여러분을 걱정하기 때문에 하는 말이다. 물론 머리로는 잘 알지만 그래도 뭔가 억울해서 순순히 시키는 대로 하기는 싫고. 걱정해 주시는 건 고맙지만, 왜 잔소리를 들으면 짜증부터 날까?

사춘기는 마음이 어른으로 변화하는 시기이기 때문이다. 학교생활이나 친구 관계를 통해 자기 생각을 가질 수 있게 되고 고민하면서 '나다움'을 찾아 나가는 시기다.* 그런데 일방적으로 '안 돼!' '이렇게 해!'라는 말을 들으면 짜증이 날 수밖에 없다.

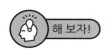 해 보자!

'이해해 주지 않는다'고 포기하지 말자

부모님이 시키는 대로 하기 싫다기보다 억지로 따르게 만드는 게 못마땅한 것이다. 그럴 때는 "왜 그렇게 하는 게 좋을까요?"라고 이유를 물어보자.

　이유를 듣고 나서도 수긍할 수 없을 때는 자신의 생각을 말로 설명해 보자.** '말해 봤자 내 입만 아프지. 어차피 이해해 주지 않을 텐데'라고 포기하기 전에 도전해 보자. 만약 내 생각을 말해도 계속 강요한다면 "충고해 주셔서 감사해요. 그래도 이번에는 제 생각대로해 볼 테니 그냥 지켜봐 주세요"라고 딱 부러지게 말씀드리자.

**생각을 말로 설명
잔소리에 맞받아치면 반항으로만 보일 수 있다. 자기 생각과 감정을 담담하게 말하는 태도가 중요하다.

 알아 두자!

'나'를 주어로 하면 전하기 쉽다

내 생각을 말할 때는 '나는 이렇게 생각한다' '나는 이렇게 하고 싶다' 등 '나'를 주어*** 로 놓는 'I 메시지'를 활용하면 상대방에게 전달하기 쉽다. '엄마'를 주어로 놓으면 '엄마는 맨날 잔소리야'처럼 엄마를 탓하는 말로 들려서 말싸움으로 번질 수 있다.

***'나'를 주어
'나'를 주어로 놓고 생각과 감정을 전달하는 방법을 'I 메시지'라고 부른다. 'I'는 영어로 '나'를 가리키는 1인칭 대명사에서 따왔다.

✔ 기억해 두자
☐ "왜 그렇게 하는 게 좋을까요?"라고 이유를 여쭈어 보자.
☐ 이유를 듣고 나서도 수긍할 수 없다면 자기 생각을 말해 보자.
☐ 그래도 계속 강요한다면 "지켜봐 주세요" 전략으로 내 생각을 전달하자.

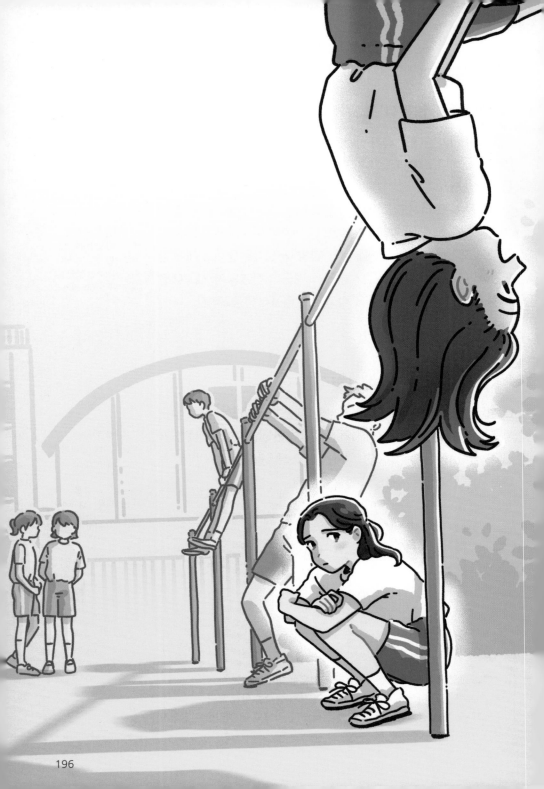

장점이 하나도 없는
내가 너무 한심해서
나를 사랑하지 못하겠어요.

공부도 못하고 운동 신경도 꽝이고. 나름대로 열심히 노력은 하는데 잘하는 게 하나도 없어요. 장점이 하나도 없는 나를 어떻게 해야 사랑할 수 있을까요?

A

누구나 마음속에 '이상적인 나'를 품고 살아. 그 이미지에 조금이라도 가까워지려고 노력하는 모습은 언제 봐도 멋져. 지금은 장점이 하나도 없다고 속상해하지만 다 때가 있는 법이야. 아직 발견하지 못했을 뿐, 누구나 자신만의 장점과 매력을 타고 나는 법이거든.

언젠가는 나만의 매력을 찾을 수 있어. 그날이 오면 아마 자신을 사랑할 수 있게 될 거야.

40 작은 일이라도 좋으니 자신을 칭찬하자

■ 공부와 운동에는 재능이 없어도……

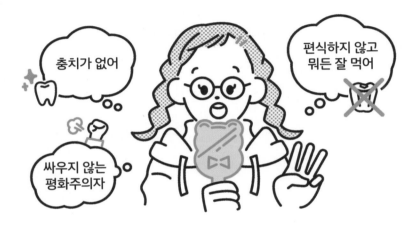

 원리!

'이렇게 해야 한다'는 강박!?

*장점
장점을 찾았으면 자주 볼
수 있는 수첩이나 휴대전
화 메모장에 적어 두자.
하루를 돌아보고 그날 노
력했던 일을 떠올려 일기
를 쓰는 방법도 추천한다.

'이상적인 내'가 되려고 노력하는 모습은 언제 봐도 정말 멋지다. 그런데 그 이상이 되면 '이렇게 해야 한다'는 강박이 될 수도 있다.

이상에 너무 집착하면 자신의 단점만 눈에 들어오게 된다. 알고 보면 장점*이 정말 많은데, 단점에 정신이 팔려서 장점이 보이지 않는 상황이 될 수도 있다.

해 보자!

다른 사람에게 도움이 되면 자신을 사랑할 수 있게 된다!

단점도 다른 각도에서 바라보면 장점이 될 수 있다. 예를 들면 '남의 눈치를 본다'는 '다른 사람의 감정을 헤아려서 행동할 수 있다'로 바꿀 수 있다. 내 마음에 들지 않는 부분을 다른 각도에서 바라보는 것이다.

그래도 도저히 장점을 찾을 수 없을 때 추천하는 방법이 있다. 바로 다른 사람에게 도움 주기. 누군가를 도와주는 것이다. 친구의 고민을 들어 준다거나 하는 등의. 누군가에게 도움을 주면 뿌듯해지고, 그런 자신을 조금은 사랑할 수 있게 될 것이다.**

 알아 두자!

리프레이밍(Reframing)으로 나도 주위도 행복하게!

어떤 일을 다른 각도에서 바라보는 방법을 '리프레이밍***'이라고 부른다. 리프레이밍은 다른 사람의 장점을 찾을 때도 도움이 된다.

가령 무슨 일을 해도 대충하는 사람은 대범한 사람이라고 바꾸어 말할 수 있다. 매사에 따지는 사람은 꼼꼼한 사람이라고 할 수 있고. 마음에 들지 않는 부분(단점)도 마음에 드는 부분(장점)으로 보일 수 있다.

**자신을 조금은 사랑할 수 있게 될 것이다
여기서 소개한 방법들을 조금씩 실천하다 보면 자신의 장점뿐 아니라 단점도 아울러서 '있는 그대로의 나도 괜찮아'라고 자신을 인정할 수 있게 될 것이다.

***리프레이밍
리프레이밍은 다양한 상황에서 도움이 된다. 예를 들어 부정적인 말을 긍정적인 말로 바꾸기만 해도 마음가짐이 달라질 수 있다.

✔ **기억해 두자**

☐ 아무리 사소한 일이라도 좋다. 내가 나를 칭찬해 주자.
☐ 다른 사람에게 도움이 되는 일을 하면 나를 사랑할 수 있게 될 것이다.
☐ 다른 각도에서 바라보면 단점이 장점으로 변신!

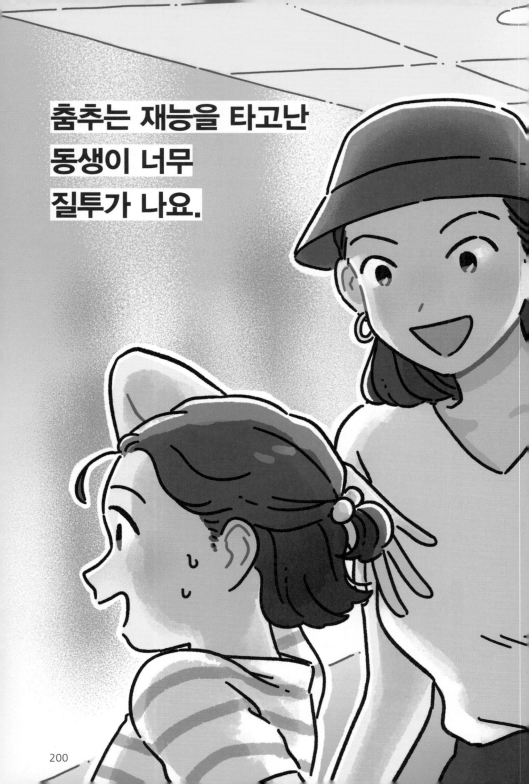

춤추는 재능을 타고난
동생이 너무
질투가 나요.

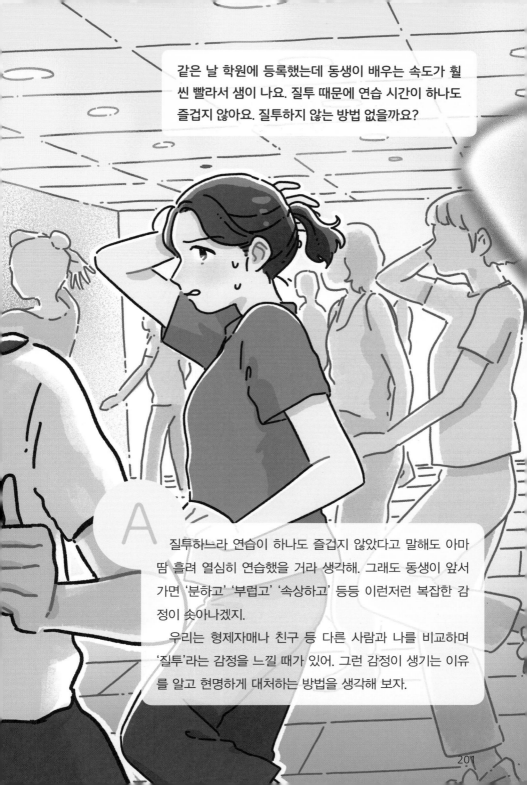

같은 날 학원에 등록했는데 동생이 배우는 속도가 훨씬 빨라서 샘이 나요. 질투 때문에 연습 시간이 하나도 즐겁지 않아요. 질투하지 않는 방법 없을까요?

질투하느라 연습이 하나도 즐겁지 않았다고 말해도 아마 땀 흘려 열심히 연습했을 거라 생각해. 그래도 동생이 앞서 가면 '분하고' '부럽고' '속상하고' 등등 이런저런 복잡한 감정이 솟아나겠지.

우리는 형제자매나 친구 등 다른 사람과 나를 비교하며 '질투'라는 감정을 느낄 때가 있어. 그런 감정이 생기는 이유를 알고 현명하게 대처하는 방법을 생각해 보자.

41

질투라는 감정을
긍정적인 에너지로 바꾸자

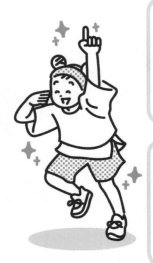

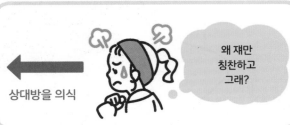

상대방을 의식

왜 쟤만
칭찬하고
그래?

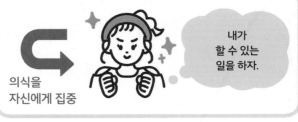

의식을
자신에게 집중

내가
할 수 있는
일을 하자.

원리!

비교하지 않으면 가치를 알 수 없다!?

어떤 물체의 길이를 잴 때 어떻게 재야 할까? 아마 자를 이용해서 잴 것이다.

우리 뇌도 마찬가지다. 우리 뇌는 '다른 대상과 비교하지 않으면 가치를 가늠할 수 없다'고 생각한다. 그래서 자신의 가치가 어느 정도인지를 주위 사람과 비교해서 가늠하려고 한다.

노력하는 나, 성장한 내 모습에 주목!

'더 잘할 수 있도록 연습하자!'

이렇게 질투라는 감정으로 동기 부여를 하고 의욕을 북돋울 수 있다. 이때 비교 대상이 중요하다. 주위 사람이 아니라 과거의 자신과 비교하는 것이다.

전에는 못했는데 지금은 잘할 수 있게 된 일 있지 않은가? 생각해 보면 의외로 많아서 깜짝 놀라게 될 것이다. 노력하는 나, 성장한 나를 칭찬해 주자.

'있는 그대로의 나도 괜찮아'라고 자신을 인정해 주는 마음가짐도 중요하다. 199쪽에서 설명했듯 나를 사랑하는 방법을 배워서 연습해 보자.

 알아 두자!

질투라는 감정은 '불안'에 가깝다!?

질투를 느끼면 우리 뇌 속에서 '불안'과 연관된 부분이 활발하게 반응한다는 사실이 연구를 통해 밝혀졌다. 주위와의 차이를 느끼고 '나는 이대로 괜찮을까?'라고 불안을 느끼는 것이다.

그리고 그 불안을 제거하기 위해 어떤 행동을 하게 된다. 다시 말해 질투라는 감정은 행동을 위한 에너지원이라고 할 수 있다. 인간에게 필요한 감정이니 무리해서 없애려고 애쓸 필요 없다.

> ✔️ **기억해 두자**
>
> ☐ 주위 사람과 비교하지 말고 과거의 자신과 비교하자.
> ☐ '나를 사랑하는 방법'으로 있는 그대로의 나를 인정해 주자.
> ☐ 질투라는 감정은 인간에게 필요한 감정이니 무리해서 없애지 않아도 괜찮다!

COLUMN 3

남성도 알아 두어야 할 생리 이야기

여성도 거의
통제할 수 없는 몸의 신비

여성의 월경(생리)에는 주기가 있는데, 특히 사춘기에는 이 주기가 일정하지 않은 편이다. 생리 중에는 출혈이 발생해서 수영처럼 일부 체육 수업에 참석할 수 없을 때도 있다. 어쩌다 생리대를 챙기지 못한 날 생리를 시작해서, 옷에 민망한 얼룩이 생길 수도 있다. 여성은 월경으로 인해 일상생활에서 이런저런 불편을 겪게 된다.

또 생리 중에는 아랫배와 허리 통증, 설사, 두통 등 사람마다 제각기 다른 불편한 증상이 나타나기도 한다. 생리 전에도 여성 호르몬 양의 급격한 변화로 두통과 짜증, 유방 부기와 통증 등의 불편한 증상이 나타날 수 있다.

이처럼 여성의 몸은 매달 급격한 변화를 겪으며, 그 변화에 따라 몸과 마음 상태가 오르락내리락 한다. 그러나 월경은 아이를 가지기 위해 일어나는 놀라운 자연의 섭리에 따른 신체 현상이다. 남성도 월경에 대해 알아 두면 여성이 겪는 신체적 불편과 감정 변화에 대해 차분하게 대응할 수 있고, 배려할 수 있을 것이다.

PART 4

만들고 싶어요!

건강한
생활 습관

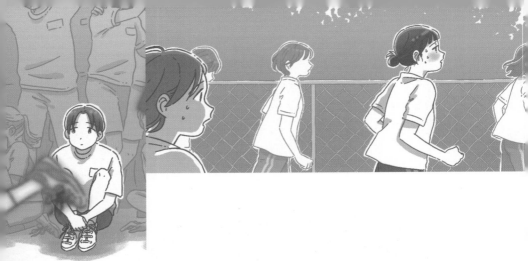

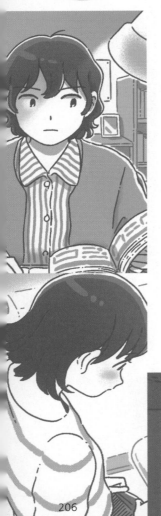

일찍 자야 한다,
온종일 스마트폰만 붙들고 살면 안 된다,
건강을 위해서 운동을 해야 한다,
뭐가 몸에 좋은지는
알겠는데 도저히 실천을 못 하겠어!

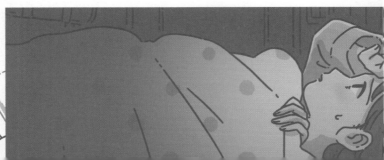

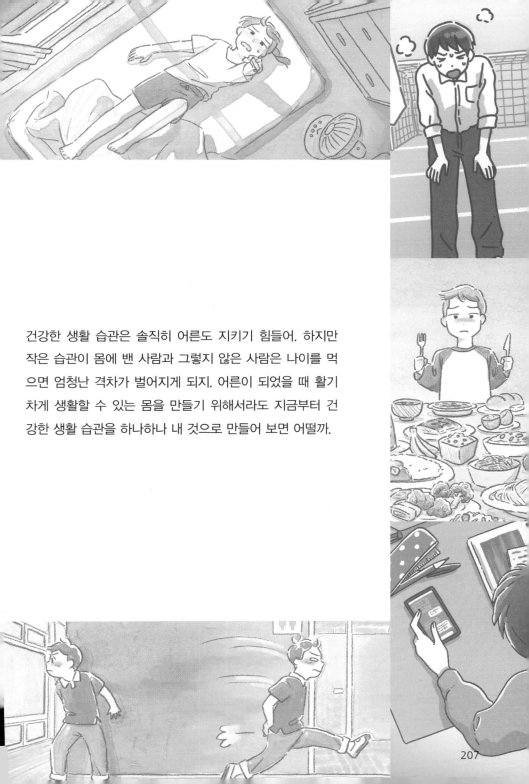

건강한 생활 습관은 솔직히 어른도 지키기 힘들어. 하지만 작은 습관이 몸에 밴 사람과 그렇지 않은 사람은 나이를 먹으면 엄청난 격차가 벌어지게 되지. 어른이 되었을 때 활기차게 생활할 수 있는 몸을 만들기 위해서라도 지금부터 건강한 생활 습관을 하나하나 내 것으로 만들어 보면 어떨까.

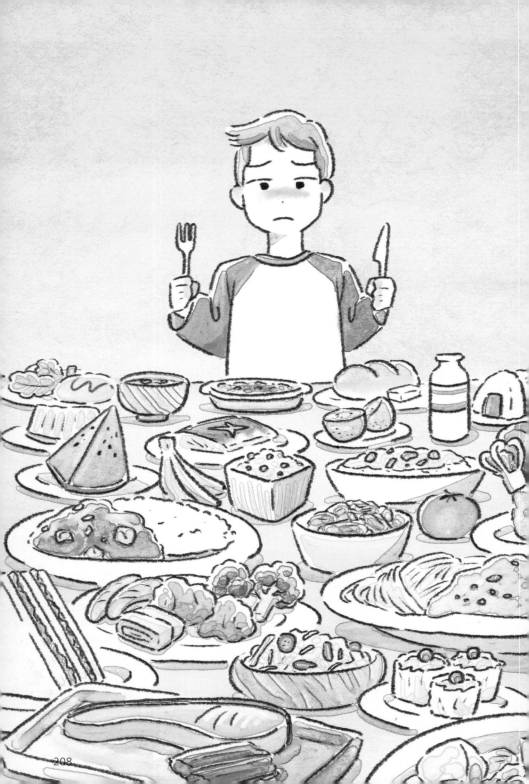

편식하면
건강에
치명적일까요?

학교 급식에는 꼭 내가 싫어하는 반찬이 한두 가지씩 나와요. 토마토, 피망, 비린내 나는 생선……. 먹어야 한다는 건 아는데 젓가락이 가질 않아요. 좋아하는 음식만 먹고 싫어하는 음식을 먹지 않으면 정말로 아프거나 영양실조에 걸릴까요?

A

편식을 심하게 한다고 바로 죽거나 병에 걸리지는 않아. 다만 지금처럼 편식하는 습관을 고치지 않으면 앞으로 병에 걸릴 확률이 높아질 수는 있어. 온몸의 세포가 생각대로 움직이지 않는다거나 나이가 들어서 이런저런 영향이 나타날 수 있지.

너무 심하게 겁을 줬다고? 어떤 음식은 좋고 어떤 음식은 싫을 수 있어. 편식을 완벽히 고치지 못해도 어떤 음식을 어떻게 먹으면 좋을지를 이번 기회에 배워 보면 달라질 거야.

42

영양 결핍이 심하지 않다면 먹기 싫은 음식을 꾸역꾸역 먹을 필요는 없다

■ **5가지 기본 맛**

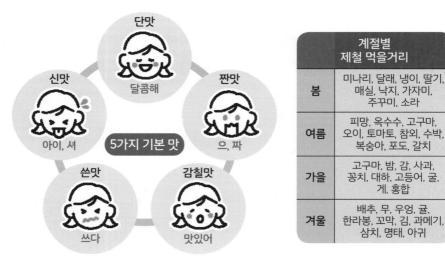

	계절별 제철 먹을거리
봄	미나리, 달래, 냉이, 딸기, 매실, 낙지, 가자미, 주꾸미, 소라
여름	피망, 옥수수, 고구마, 오이, 토마토, 참외, 수박, 복숭아, 포도, 갈치
가을	고구마, 밤, 감, 사과, 꽁치, 대하, 고등어, 굴, 게, 홍합
겨울	배추, 무, 우엉, 귤, 한라봉, 꼬막, 김, 과메기, 삼치, 명태, 아귀

십대들 대부분은 신맛과 쓴맛을 싫어한다

*5가지 기본 맛
기본적으로 느끼는 맛.
기본 맛 이외에도 떫은맛
이나 매운맛 등도 있다.
사람은 이런 맛들과 식
감, 냄새 등을 종합해서
맛을 느낀다.

사람이 맛을 느끼는 미각에는 '5가지 기본 맛*'이라고 해서 단맛, 신맛**, 짠맛, 쓴맛, 감칠맛이 있다. 그중에서도 신맛과 쓴맛은 몸에 나쁜 독극물과 상한 음식물과도 관련이 있어서 사람이 본능적으로 꺼리는 맛이다.

십대 때에는 맛과 냄새에 민감해서 신맛과 쓴맛을 강하게 느끼다 보니, 편식을 하게 되는 경우가 많다. 어른이 되면서 점차 미각도 변화해서 시거나 쓴 음식도 먹을 수 있게 되는데, 싫어하는 음식을 계속 피하다 보면 편식 습관이 어른이 되어서도 남을 수 있다.

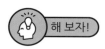
해 보자!

용감하게 도전해 보자

어려서는 질색하던 음식을 크고 나서는 아무렇지도 않게 먹을 수 있게 되기도 한다. 단순한 선입견일 수도 있으니 두 눈 질끈 감고 도전해 보자.

또 음식에는 '제철***'이 있다. 예전에 먹었을 때 맛이 없었던 음식이 어쩌면 제철이 아니라서 맛이 없었던 것일 수도 있다. 그러니 그 재료가 맛있어지는 제철에 먹어 보면 맛있게 느껴질 수도 있다.

알아 두자!

균형 잡힌 식단이라면 신경 쓸 필요 없다

어른이 되어서도 편식하는 습관이 남을 수 있다. 하지만 신경 써서 균형 잡힌 식단****을 유지하고 있다면 싫어하는 음식을 굳이 억지로 먹지 않아도 괜찮다. 편식 좀 한다고 해서 죽거나 병에 걸리지는 않는다.

예를 들어서 피망은 입에 대기도 싫다고 치자. 38쪽을 참고해서 같은 '녹색' 식품 중에서 먹을 수 있는 재료를 적극적으로 찾아서 먹으면 충분하다. 다른 재료로도 같은 영양을 얻을 수 있다면 괜찮다.

**신맛
시큼, 새콤한 맛. 레몬을 입에 넣었을 때 느껴지는 맛. 그 밖에 감귤류와 식초 등에서도 신맛을 느낄 수 있다.

***제철
피망, 토마토는 여름, 감은 가을과 같이 1년 중 그 재료가 가장 맛있어지는 기간. 제철 음식은 맛도 좋을 뿐 아니라 사람에게 이로운 영양소가 풍부하게 들어 있다.

****균형 잡힌 식단
밥·빵·면 등의 황색 식품, 고기·생선·달걀 등의 적색 식품, 채소, 버섯 등의 녹색 식품을 필요량에 맞게 골고루 섭취해야 균형 잡힌 식단을 유지할 수 있다. 자세한 내용은 38쪽 참조.

✔ 기억해 두자

☐ 5가지 기본 맛 중에 신맛과 쓴맛은 싫어할 확률이 높다.

☐ 미각은 성장과 함께 변한다.

☐ 영양 균형을 고려해서 먹는다면 편식한다 해도 큰 문제는 없다.

친구들의 시선이 신경 쓰여서 학교에서는 화장실에 가지 않고 참아요.

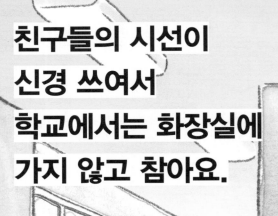

아침에는 화장실 생각이 안 나서 안 갔는데, 막상 수업을 시작하면 청개구리 심보가 발동하는지 화장실에 가고 싶어져요. 그렇다고 손을 들고 화장실에 다녀오겠다고 말하면 시선이 집중될 테고요. 그 상황이 너무 싫어요. 학교 가기 전에 미리 화장실 문제를 해결하고 갈 방법 없을까요?

A 수업 도중에 화장실에 가려면 용기가 필요하지. 손을 들면 화장실에 간다고 광고하는 셈이라 친구들에게 놀림 받을 수도 있고, 좋아하는 친구 앞에서 민망한 모습을 보이기도 싫고. 그러다 보니 참을 수밖에 없지.

아침에 해결하고 학교에 가려고 변기에 앉아 있어도 소식이 없고. 야속한 내 장의 배변 활동은 '장운동'과 관계가 있다는 사실. 지금부터 장을 다스리는 법을 알아보자.

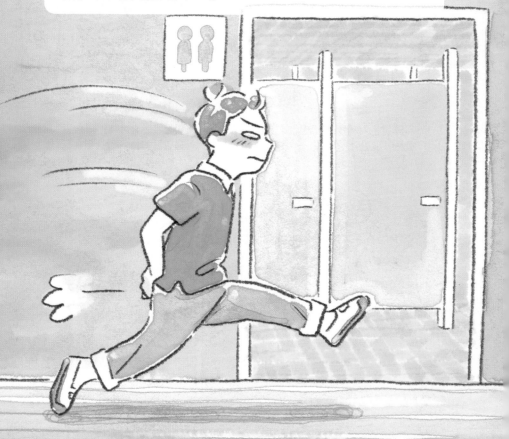

43

아침에 학교에 가기 전에
볼일을 마쳐 두면 안심할 수 있다

■ 대변이 잘 나오는 자세

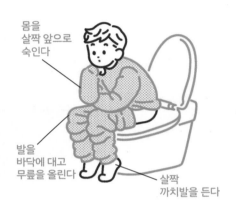

몸을
살짝 앞으로
숙인다

발을
바닥에 대고
무릎을 올린다

살짝
까치발을 든다

위와 같은 자세를 취하면
항문이 열린다.

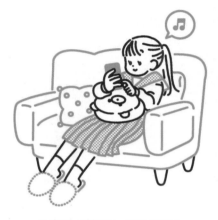

아침에는 좋아하는 책을 읽거나
동영상 보는 시간을 만들자.

원리!

편안한 상태에서 잘 나온다

*부교감신경
내장이나 혈관 등을 조정
하는 자율신경 속에서 몸
을 편안하게 하는 것이
부교감신경. 반대로 몸이
활동적이 되는 신경을 교
감신경이라 부른다.

대변은 몸과 마음의 긴장이 풀린 편안한 상태에서 부교감신경*이 작
동하면 장운동이 활발해져서 잘 나온다. 그래서 학교에 가서 긴장이
풀린 상태**가 되면 화장실에 가고 싶어지는 것이다.

아침에 볼일을 보고 가면 좋으련만 학교 갈 준비를 하느라 종종거
리니 부교감신경이 작동하지 않아서 볼일을 보고 싶어도 볼 수가 없
는 것이다.

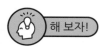 해 보자!

아침에 집에서 느긋하게 보낼 수 있는 시간을 만든다

학교에서 화장실 가기가 부끄럽다면 아침에 집에서 해결하고 가는 게 최선이다. 아침에 집에 있는 동안에 부교감신경이 작동하도록 준비를 하자.

우선 일찍 일어나서 아침을 먹는다. 그러면 장운동이 활발해진다. 아침을 든든하게 챙겨 먹어야 효과적이다. 자고 일어나면 물부터 한 잔*** 마시는 습관도 추천한다. 그리고 학교 갈 준비를 일찌감치 마쳐 두고 침대나 소파에 기대서 좋아하는 동영상을 검색하는 등 편안한 시간을 보내자. 그러면 자연스럽게 화장실에 가고 싶어질 것이다.

 알아 두자!

너무 오래 참으면 병이 생길 수도 있다

대변이 마려운데 계속 참아서 찌꺼기가 장 속에 오래 머물면 변비가 될 수 있다. 대변 속의 수분이 몸에 흡수되어 대변이 단단해지며 잘 나오지 않게 되는 상태가 변비다.

대변은 장에서 영양분을 흡수하고 남은 찌꺼기로 그냥 두면 장 속에서 독성이 강한 '유해균****'이 증식해 병이 생길 수도 있다. 학교에서 너무 오래, 자주 참는 습관은 고치는 게 좋다.

**긴장이 풀린 상태
수업 중이나 집 안에서 조용히 지내고 있을 때만 긴장이 풀릴 수 있는 것은 아니다. 가게나 도서관에서 휴식을 취할 때도 긴장이 풀린 상태가 되어 변이 잘 나올 수 있다.

***물부터 한 잔
아침에 일어나서 바로 물을 마시면 위가 자극되고 대장의 움직임이 활발해진다. 그후 아침 식사를 먹고 나면 화장실에 가고 싶어진다.

****유해균
변비가 계속되어 장내에 유해균이 늘어나면 변비가 낫기 어려워지고 피부가 거칠어지고 감기나 감염병의 원인이 될 수 있다. 114쪽 참고.

✔기억해 두자

☐ 편안한 상태에서 몸과 마음의 긴장이 풀려 장운동이 활발해지면 대변이 잘 나온다.
☐ 밥을 먹으면 장운동을 촉진할 수 있다.
☐ 너무 오래 참으면 변비가 생기고 심해지면 병에 걸릴 수도 있다.

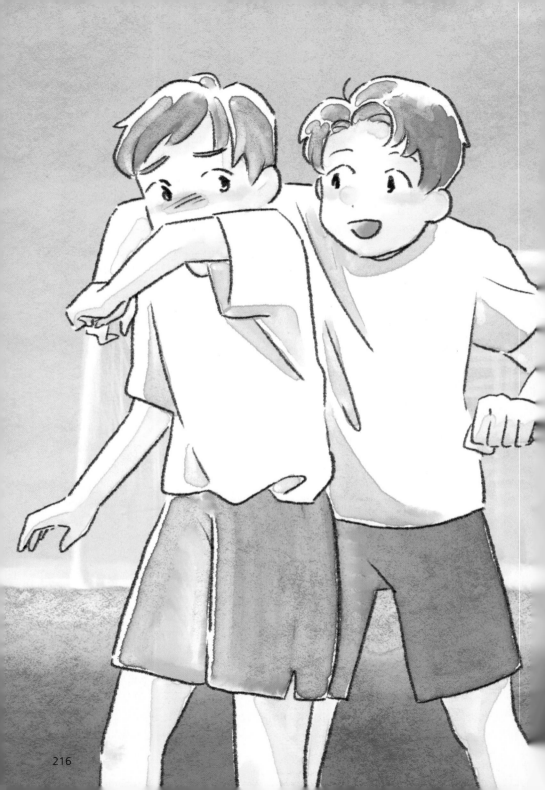

땀 냄새가 심해서 남들에게 불쾌감을 주는 건 아닌지 신경이 쓰여요.

옆자리 남학생한테서 시큼하고 꿉꿉한 땀 냄새가 나서 신경 쓰여요. 그런데 혼자 있을 때 보니 나한테서도 땀 냄새가 나더라고요. 혹시 나한테서도 땀 냄새가 나서 다른 친구들을 불쾌하게 하는 건 아닌지 불안해졌어요.

A

자신의 체취에는 익숙해져서 스스로 느끼지 못하는 경우가 많기는 해. 체육 수업을 마치고 체육복을 교복으로 갈아입을 때는 특히 더 신경이 쓰일 수 있어.

대부분 냄새는 조금만 신경 써서 관리하면 문제가 되지 않아. 자신의 몸과 사용하는 수건, 옷 등을 청결하게 관리하는 습관이 중요해. 우선 왜 땀 냄새가 나는지, 어떤 상황에서 땀을 흘리는지를 알아보자.

샤워로 땀을 씻어 내고
속옷을 자주 갈아입고 청결하게

매일 깨끗한 속옷으로 갈아입기!

데오드란트 제품은 스틱 타입을 추천

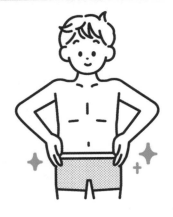

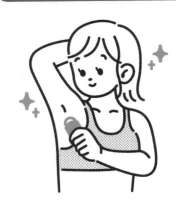

 원리!

땀이 나고 그 속에서 세균이 증식해 냄새가 난다

*땀을 흘린다
체온을 낮출 때 외에 사
람들 앞에 나와서 긴장했
을 때나 당황했을 때에도
땀을 흘리는데 그 땀은
냄새가 심한 나쁜 땀이
된다.

땀을 흘린다*는 건 살아가는 데 중요한 신체 반응이다. 특히 무더운 여름이나 운동 등으로 몸을 움직여서 체온이 올라갔을 때** 땀이 난다. 뇌가 체온을 내려야 한다고 명령해서 땀이 나게 되는 것이다. 땀 성분 자체에선 냄새가 나지 않는다. 그런데 땀을 닦거나 씻지 않고 두면 땀 속에서 세균이 증식해 냄새가 날 수 있다.

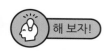 해 보자!

매일 몸을 씻고 옷을 갈아입는다

땀을 흘린 날은 꼭 샤워해서 몸을 씻어야 한다. 또 땀이 난 부분에 비누칠 해서 깨끗이 닦자. 땀이 밴 옷은 바로 갈아입는 게 좋다.

　땀 냄새가 신경 쓰인다면 땀을 흘리기 전에 할 수 있는 일도 있다. 땀이 많이 나는 겨드랑이 등에 데오드란트***나 땀 분비 억제제를 바르는 방법이 있다. 스프레이나 시트 타입도 있는데 효과 있으면서 사용하기 편한 스틱 타입 제품을 추천한다.

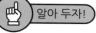 알아 두자!

겨드랑이 아래에 있는 '아포크린땀샘'에 주의

땀은 '에크린땀샘'과 '아포크린땀샘****'이라는 두 개의 땀샘에서 분비된다. 에크린땀샘은 몸 전체에 있고, 여기서는 대부분 수분이 나온다. 아포크린땀샘은 겨드랑이 아래와 유두, 아랫배 등에 있고, 여기서 나오는 땀은 단백질과 지방 등이 많아서 불쾌한 냄새가 날 수 있다. 또 땀에는 '좋은 땀'과 '나쁜 땀'이 있다. 냉방이 되는 방에서 오래 머물거나 운동 부족이면 냄새가 강한 '나쁜 땀'이 나온다. '좋은 땀'을 흘리려면 적당한 운동 습관이 필요하다.

**체온이 올라갔을 때 땀은 체온을 조절하는 역할을 한다. 땀을 흘리면 그게 피부에서 증발하면서 높아진 체온을 낮춰준다.

***데오드란트나
　땀 분비 억제제
땀에 의해 균이 증가하는 것을 억제하고 냄새를 방지하는 것이 데오드란트이다. 땀 분비 억제제는 땀을 흘리는 모공에 작용해 땀이 나는 것을 억제하고 땀을 흡수하는 약이다.

****아포크린땀샘
아포크린땀샘에서는 지방과 단백질이 땀과 함께 나오는데 그것들이 분해하면서 생기는 가스가 불쾌한 냄새의 원인이 된다.

✔ **기억해 두자**
☐ 땀 자체에서 나는 냄새가 아니라 말랐을 때 냄새가 날 수 있다.
☐ 아포크린땀샘이 있는 겨드랑이 등에서 나오는 땀이 땀 냄새의 범인이다.
☐ '좋은 땀'을 흘리도록 냉방기구는 적절히 사용하고 적당한 운동으로 땀을 흘리자.

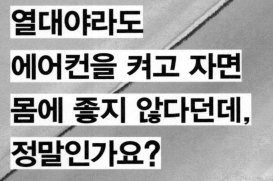

열대야라도 에어컨을 켜고 자면 몸에 좋지 않다던데, 정말인가요?

엄마가 "에어컨 켜고 자면 몸에 안 좋아. 더워도 잘 때는 에어컨을 끄고 자야지"라고 말씀하시며 에어컨을 껐어요. 그래서 에어컨을 끄고 잤는데 더워서 뒤척이느라 몇 번이나 깨고 밤새 잠을 설쳤어요.

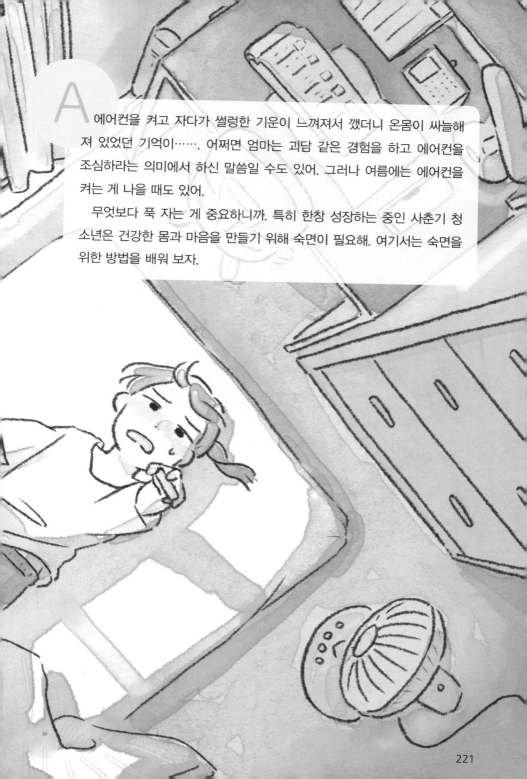

에어컨을 켜고 자다가 썰렁한 기운이 느껴져서 깼더니 온몸이 싸늘해져 있었던 기억이……. 어쩌면 엄마는 괴담 같은 경험을 하고 에어컨을 조심하라는 의미에서 하신 말씀일 수도 있어. 그러나 여름에는 에어컨을 켜는 게 나을 때도 있어.

무엇보다 푹 자는 게 중요하니까. 특히 한창 성장하는 중인 사춘기 청소년은 건강한 몸과 마음을 만들기 위해 숙면이 필요해. 여기서는 숙면을 위한 방법을 배워 보자.

에어컨도 쓰기 나름!
고온 장애를 예방해 숙면하자!

■ **멜라토닌과 1일 리듬**

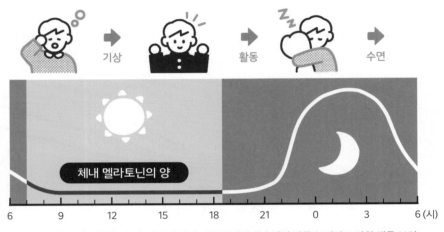

기상　활동　수면

체내 멜라토닌의 양

6　9　12　15　18　21　0　3　6 (시)

*멜라토닌은 1일 리듬을 만드는 호르몬이다. 어두워지면 몸속에서 잔뜩 분비되고 아침 해를 보면 양이 줄어든다.

원리!

야간 에어컨 설정 온도는 27~28℃

*고온 장애
온도가 높은 환경에서 발
생하는 다양한 질환. 땀
이 많이 나서 몸속의 수분
과 염분이 빠져나가며 두
통과 현기증, 구토감 등이
발생할 수 있다.

한여름은 밤에도 열사병 등의 고온 장애*에 걸릴 수 있다. 찌는 듯이
무더운 여름밤에는 에어컨을 사용하면 고온 장애를 예방할 수 있고
푹 잘 수 있다. 다만 자는 동안에는 에어컨 사용에 주의해야 한다. 우
선 찬바람이 직접 몸에 닿지 않도록 에어컨의 바람 각도를 조절하자.
찬바람이 직접 닿으면 몸 표면 혈관이 수축해서 몸 내부의 열이 빠
져나가지 못할 수 있다. 에어컨 설정 온도를 약간 높여서 27~28℃
정도로 조정하자.

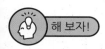

잠옷을 야무지게 챙겨 입자

낮에 입던 평상복을 그대로 입고 자는 습관은 바람직하지 않다. 스웨터나 청바지 같은 평상복은 합성섬유 재질이 많아서 땀을 잘 흡수하지 못한다. 후드 점퍼도 모자가 달려 있어서 자다가 뒤척거릴 때** 걸리적거릴 수 있다.

여름에는 땀이 잘 마르고 겨울에는 체온을 빼앗기지 않는 소재의 잠옷을 챙겨 입자. 여름에는 가볍고 가슬가슬한 면 소재의 이불이 좋고, 겨울에는 너무 무겁지 않으면서 보온성이 있는 이불이 좋다.

**자다가 뒤척거릴 때 사람은 자는 동안 무의식적으로 10~30회 정도 몸을 뒤척인다고 한다. 자유롭게 뒤척여야 푹 잘 수 있다고 하니 걸리적거리는 잠옷이나 불편한 이불은 바꾸는 게 좋다.

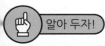

햇빛으로 체내 리듬을 바로잡는다

잠자리에 들어가서도 좀처럼 잠들지 못하는 사람은 '체내시계'가 망가져 있을 수도 있다. 잠에서 깨면 최대한 빨리 햇빛을 쐬자. 가족이 깨워서 일어났을 때는 커튼을 열어서 햇빛이 들어오게 하는 것도 좋은 방법이다. 커튼을 열어서 햇빛을 보면 체내시계를 재설정*** 할 수 있다. 햇빛을 보고 나서 약 14시간 후에 멜라토닌이라는 졸음이 오게 하는 호르몬이 분비된다. 주말이나 공휴일에 늦잠을 많이 자면 체내시계가 고장 날 수 있으니 주의하자.

***체내시계를 재설정 아침에 해를 보면 눈을 통해 뇌로 빛 정보가 전달되고, 그 정보를 바탕으로 체내시계가 올바른 상태로 재설정되는 원리라고 한다.

✔ **기억해 두자**

□ 고온 장애 대책으로 여름밤에는 에어컨을 적절히 사용하자.
□ 잠이 솔솔 오는 잠옷과 이불을 선택하자.
□ 아침에 해를 보고 '체내시계'를 재설정하고 저녁에 일찍 잠자리에 들자.

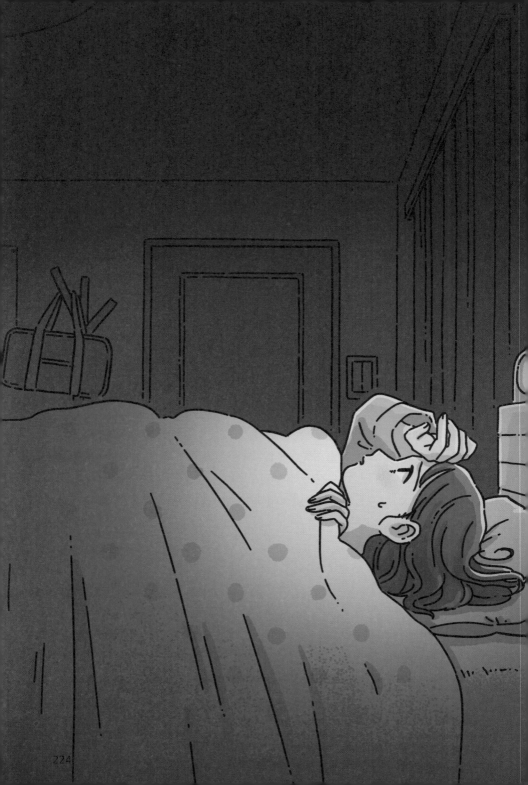

밤새도록 뒤척이느라
아침에 일어나는 게
고역이에요.

밤늦게까지 잠이 안 와서 너무 힘들어요. 힘들게 잠들어도 뒤척이느라 푹 못
자고 아침에 늦게 일어나서 학교에 매일같이 지각해요. 어떻게 하면 빨리 잠
들 수 있을까요?

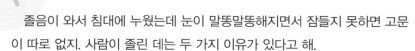

졸음이 와서 침대에 누웠는데 눈이 말똥말똥해지면서 잠들지 못하면 고문
이 따로 없지. 사람이 졸린 데는 두 가지 이유가 있다고 해.

첫째는 뇌와 몸이 피곤해지면 휴식으로 기운을 되찾기 위해서. 둘째는 피
로와 관계없이 정기적으로 졸음이 찾아오기 때문. 그런데 생활 리듬이 흐트
러지면 졸음이 제때 찾아오지 않아 수면의 질이 나빠진다고 해.

46

적당히 몸을 움직여 체내시계를 바로잡자

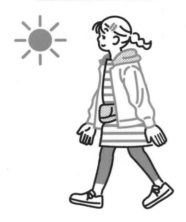

쉬는 날에도 운동

낮에는 가급적 밖에 나가
몸을 움직인다.

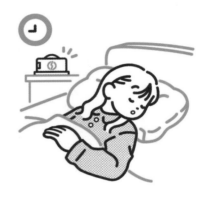

스마트폰과 게임은 그만

잠들기 전에는 스마트폰과 게임을
중단하고 체내시계를 바로잡는다.

원리!

뇌와 몸을 쉬게 해 기운을 되찾는다

*항상성 유지
더운 날과 추운 날, 운동
해서 피곤한 날과 조용하
게 보낸 날, 어떤 날에도
몸을 항상 같은 상태로
유지해 주는 원리.

밤이 오고 하루가 끝날 때가 되면 뇌와 몸을 쉬게 해서 기운을 되찾
는 '항상성 유지*'라는 원리가 작동한다. 또 정해진 시간이 되면 졸음
이 오는 것은 '생체시계**' 또는 '체내시계'라고 부르는 장치가 우리
몸속에 있기 때문이다. 그런데 그다지 피곤하지 않으면 '뇌와 몸이
쉴 필요가 없겠다'라고 우리 뇌가 판단한다. 또 며칠씩 밤을 새우거
나 쉬는 날 늦잠을 자면 '체내시계'가 고장 날 수도 있다.

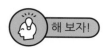 **해 보자!**

몸을 적당히 피곤하게 만들어 리듬을 바로잡는다

쉬는 날에도 가볍게 산책해서 '적당히 피로한 정도'로 몸을 만들자. 또 '체내시계'가 제대로 작동하도록 규칙적인 생활을 하자. 밤이 되면 게임과 스마트폰은 중단하고 침대에 눕자. 아침에 일어나면 햇빛을 보고 '체내시계'를 재설정해서 리듬을 바로잡자.

 알아 두자!

멜라토닌이라는 수면 호르몬이 중요

뇌 속에는 '체내시계'를 관장하는 부위가 있다. 그 부위에서 내린 명령으로 졸음이 오게 만드는 '멜라토닌****'이라는 호르몬이 만들어진다. 낮에는 소량밖에 만들어지지 않는데, 저녁나절부터 밤에 걸쳐 점점 많이 만들어지고, 그 영향으로 졸음이 살살 쏟아진다.(223쪽)

그런데 밝은 조명에 노출되면 밤에도 멜라토닌이 많이 분비되지 않아 졸음이 오지 않을 수 있다. 졸린 느낌이 들지 않더라도 스마트폰은 그만 내려놓고 방을 어둡게 하고 이불 속에 들어가서 누워 있어 보자.

**생체시계
수면에서 기상으로 전환하는 스위치 역할을 하는 체내 장치. 생체시계가 망가지면 밤에는 졸리지 않고 낮에 졸음이 쏟아지는 등 생활 리듬이 무너질 수 있다.

***멜라토닌
호르몬 중 하나로 뇌에서 만들어진다. 밝은 빛을 쐬면 줄어들고, 밤이 오면 늘어나 잠이 오게 만든다.

✔ **기억해 두자**
- ☐ 산책과 운동 등 낮 시간대에는 되도록 몸을 움직이자.
- ☐ 식사와 자는 시간을 정해 놓고 규칙적으로 생활하자.
- ☐ 잠들기 전에는 최대한 스마트폰이나 태블릿PC를 사용하지 않는 게 좋다.

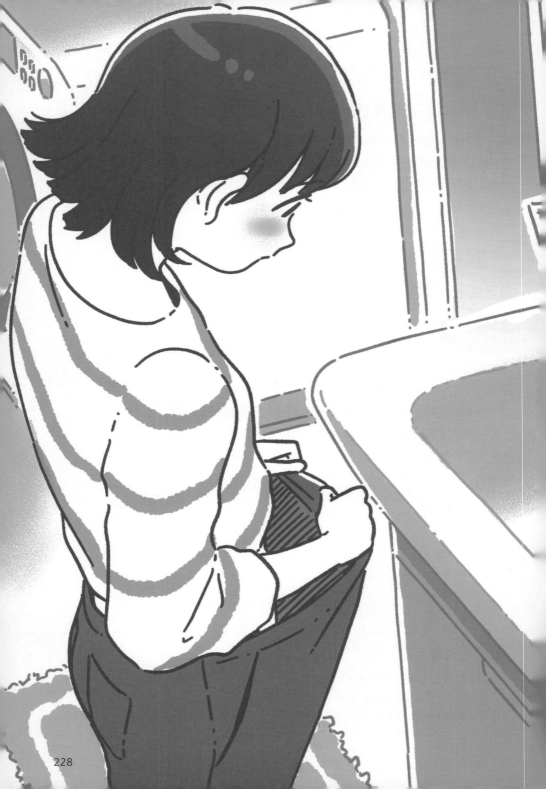

Y존에 자란 털은 어떻게 관리해야 할까요?

Y존에 난 털이 친구들보다 무성해서 묘하게 신경 쓰여요. 샤워실이나 탈의실에서 누가 볼지 몰라서 민망하기도 하고요. 그곳에 난 털을 뽑아도 괜찮을까요?

A

사춘기가 되면 몸에 이런저런 변화가 나타나. 여학생은 생리를 시작하고 가슴이 봉긋하게 부풀어 오르면서 커지게 되지. 남학생도 성기 주변과 겨드랑이에 털이 나고. 남학생이나 여학생이나 이 시기에 신체 변화를 감정이 따라가지 못해서 당혹스러울 때도 있어.

Y존에 자란 털이 신경 쓰이는 마음은 이해하지만, 족집게로 뽑는 방법은 권하고 싶지 않아. 성장 속도와 털이 나는 정도는 사람마다 다르니 천천히 변화를 받아들이도록 마음을 다스려 보면 어떨까? 그래도 신경이 쓰이는 사람을 위해서 털을 정리하고 관리하는 요령을 가르쳐 줄게.

민감한 부위에
털이 많은 사람을 위한 털 관리 방법!

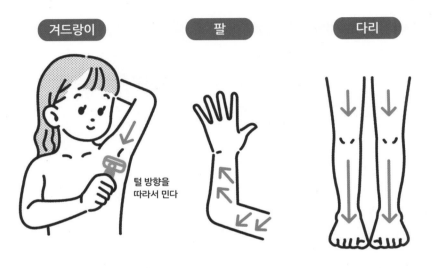

겨드랑이 · 팔 · 다리

털 방향을
따라서 민다

* 샤워 후에 피부 결이 정리된 상태에서 민다. 샤워할 시간이 없을 때는 스팀 타월 후에 밀자.

원리!

성호르몬이 분비되며 어른의 몸이 된다

*성호르몬
호르몬은 몸에서 만들어
져 다양한 변화를 일으키
는 물질.(23쪽) 그중 하
나인 성호르몬은 주로 아
기를 만들 수 있는 몸이
되도록 변화시키는 작용
을 한다.

사춘기에는 지금까지 없던 겨드랑이와 성기 주위에 굵은 털이 자라
고, 다른 체모도 짙어진다. 이러한 사춘기의 변화는 성호르몬*과 관
련이 있다.

겨드랑이 털이나 음모**는 바로 아래에 있는 중요한 신체 기관
을 지키기 위해서 나는 것이다. 음모는 여자는 10~16살, 남자는
11~15살에 난다. 사람에 따라 대략 4~7년의 차가 있다.

**음모
성기 가까이에 나는 털. 머리카락이나 수염은 곧게 자라는데, 음모는 고불고불하게 자란다. 음모가 곱슬곱슬한 이유는 아직 밝혀지지 않았다.

***민감한 Y존
성기 주변. 피부가 얇고 점막도 있어 매우 민감(예민)한 부위다.

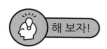 해 보자!

어른이라면 고민을 들어 준다!

민감한 Y존***은 피부가 약하고 예민한 부위다. 족집게로 털을 뽑으면 아프고 모공에 세균이 들어가서 염증이 생길 수도 있다.

　이 시기엔 신체 변화로 고민하는 사람이 많다. 털이 나지 않아서 고민하는 친구도 있다. 혼자 끙끙 앓으며 고민하지 말고 아빠나 엄마, 언니나 형 등 고민을 상담하기 좋은 동성 어른에게 물어보자. 다들 사춘기를 거친 선배라서 좋은 충고를 해 줄 것이다.

 알아 두자!

털 방향을 따라서 조심조심 민다

거슬리는 털을 편하게 없애려면 일회용 면도기를 사용하는 방법이 있다. 우선 면도 크림이나 비누 거품 등을 발라서 피부를 부드럽게 만든다. 그리고 면도기를 피부에 대고 털이 난 방향을 따라서 조심조심 밀어 보자.

　털이 난 방향과 반대로 밀면 나중에 털이 삐죽삐죽 자라서 거슬릴 수 있다. 면도 후에는 보디크림이나 오일 등 보습제를 발라서 피부가 거칠어지지 않도록 관리하자. 흔히 털을 밀면 굵게 자란다고 하는데, 잘못된 속설이니 걱정하지 말고 면도기를 사용해도 좋다.

✔️ **기억해 두자**
- [ ] **이 시기 신체 변화로 고민하는 건 당연한 현상이다.**
- [ ] **대화하기 편한 어른에게 상담하자.**
- [ ] **일회용 면도기의 올바른 사용법을 익히자.**

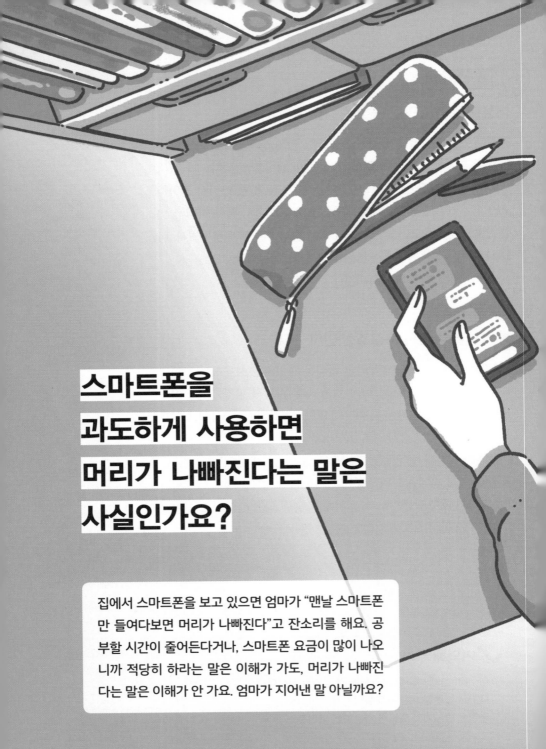

스마트폰을
과도하게 사용하면
머리가 나빠진다는 말은
사실인가요?

집에서 스마트폰을 보고 있으면 엄마가 "맨날 스마트폰만 들여다보면 머리가 나빠진다"고 잔소리를 해요. 공부할 시간이 줄어든다거나, 스마트폰 요금이 많이 나오니까 적당히 하라는 말은 이해가 가도, 머리가 나빠진다는 말은 이해가 안 가요. 엄마가 지어낸 말 아닐까요?

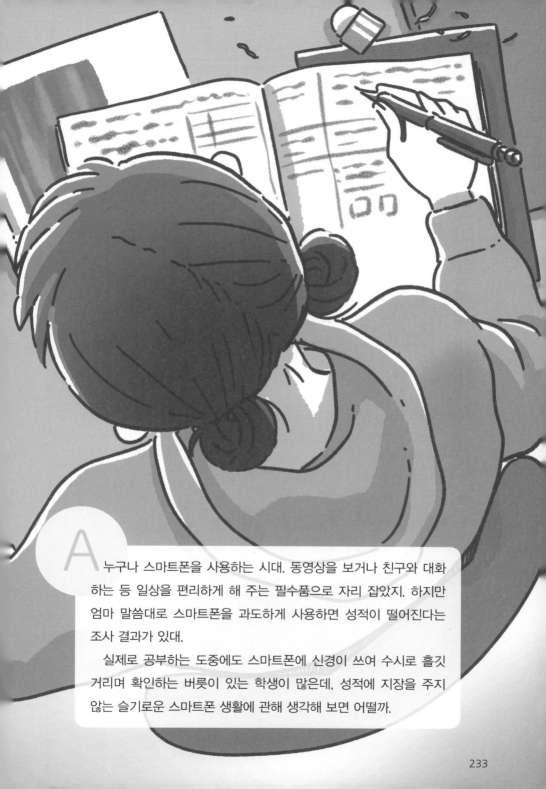

A 누구나 스마트폰을 사용하는 시대. 동영상을 보거나 친구와 대화하는 등 일상을 편리하게 해 주는 필수품으로 자리 잡았지. 하지만 엄마 말씀대로 스마트폰을 과도하게 사용하면 성적이 떨어진다는 조사 결과가 있대.

실제로 공부하는 도중에도 스마트폰에 신경이 쓰여 수시로 흘깃거리며 확인하는 버릇이 있는 학생이 많은데, 성적에 지장을 주지 않는 슬기로운 스마트폰 생활에 관해 생각해 보면 어떨까.

실제로 성적이 떨어진다는 과학적 조사 결과가 있다

■ 성적이 떨어지지 않는 슬기로운 스마트폰 생활

프로필 메시지에 표시

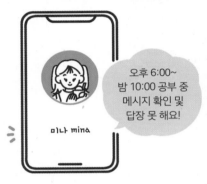

오후 6:00~
밤 10:00 공부 중
메시지 확인 및
답장 못 해요!

미나 mina

SNS 등의 프로필에 답장할 수 없는 이유를 미리 밝혀 둔다.

사용 시간을 정해 둔다

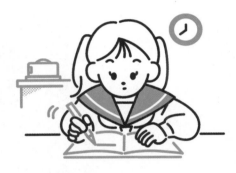

공부 도중에는 스마트폰이 시야에 들어오지 않도록 치우고, 공부가 끝난 후에 스마트폰을 꺼내자.

원리!

열심히 공부해도 성적은 떨어진다

공부 시간과 스마트폰 사용 시간을 조사한 연구 결과가 있다. '2시간 이상 공부하지만, 스마트폰을 4시간 이상 사용하는 학생'의 평균 점수는 '스마트폰을 사용하지 않지만, 30분밖에 공부하지 않는 학생'의 평균 점수보다도 낮았다고 한다. 스마트폰 사용 시간이 길면 엉덩이가 아프도록 의자에 오래 앉아 공부해도 헛수고라는 뜻이다.

공부하는 도중에 새 메시지가 왔는지 알림이 떴는지 수시로 스마트폰을 확인하는 버릇이 있는 학생이 많다. 아무리 짧은 시간이라고 해도 집중력이 흐트러지면 공부에 몰입할 수 없다.

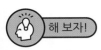 해 보자!

집중력을 해치지 않도록

공부에 집중하려면 스마트폰에 방해 금지 모드*를 설정하거나, 공부
하는 동안은 스마트폰을 공부방 밖에 두는 등 스마트폰과 거리 두기
가 필요하다. 친구가 보낸 메시지를 읽고 씹었다고 오해할지 몰라 걱
정된다면, 친구에게 미리 말해 두고, '몇 시부터 몇 시까지는 공부 중
이라 답장을 바로 못 한다'고 프로필**에 밝혀 두는 방법도 있다.

알아 두자!

블루라이트가 숙면을 방해한다

매일 밤 침대에 앉아 동영상을 보거나, 친구와 메시지를 주고받다 늦
게 잠드는 학생들이 많다. 이런 습관은 수면 부족으로 집중력을 떨어
뜨려 성적 하락의 주요 원인이 될 수 있다.

  충분한 수면은 뇌를 활발하게 움직일 수 있게 해 주는 데 반해 스
마트폰은 수면 부족을 일으켜 집중력과 기억력을 떨어뜨리고 사고
력을 저하시켜 성적이 떨어지게 한다. 또 스마트폰 동영상에서 나오
는 빛은 블루라이트***라고 해서 숙면을 방해하는 작용을 한다. 잠자
리에 들 때는 스마트폰을 멀리 하자.

*방해 금지 모드
다른 사람이나 앱에서 전
송되는 알림이 오지 않도
록 해 주는 기능. 공부하
는 도중에 스마트폰 소리
가 들리면 집중력이 흐트
러질 수 있으니 공부할
때는 스마트폰을 무음 모
드 또는 방해 금지 모드
로 설정해 두자.

**프로필
SNS나 메신저에서 자신
의 프로필을 설정할 수
있으니 '지금은 공부 중'
등으로 자신의 현재 상황
을 공지하자.

**블루라이트
스마트폰이나 태블릿
PC, 데스크톱 등의 화면
에서 나오는, 눈 안쪽까
지 도달하는 강한 빛. 눈
과 몸에 많은 부담을 준
다. 블루라이트를 줄일
수 있는 안경도 판매하고
있으니 활용해 보자.

✔ **기억해 두자**

☐ 과도한 스마트폰 사용은 성적 하락의 원인이 될 수 있다.
☐ 공부에 집중할 때는 스마트폰과 거리를 두자.
☐ 스마트폰에서 나오는 빛은 숙면을 방해할 수 있다.

성적이 올랐으면 좋겠어요. 기억력이 좋아지는 방법 없을까요?

사회나 영어 과목은 외워야 할 내용이 너무 많아서 머리가 터질 것 같 아요. 기억력이 좋아져서 힘들지 않게 성적을 올릴 방법 없을까요?

A 선생님이 하신 말씀이나 교과서 내용을 한 번 보고 바로 암기할 수 있다면 얼마나 좋을까. 하지만 안타깝게도 기억력이 단기간에 좋 아지는 방법은 없어.

다만 기억이 어떻게 만들어지는지 그 원리를 알아 두면 암기에 도 움이 될 수는 있겠지. 기억은 우리 뇌에서 만들어져. 우선 뇌가 기억 하는 원리를 살펴볼까.

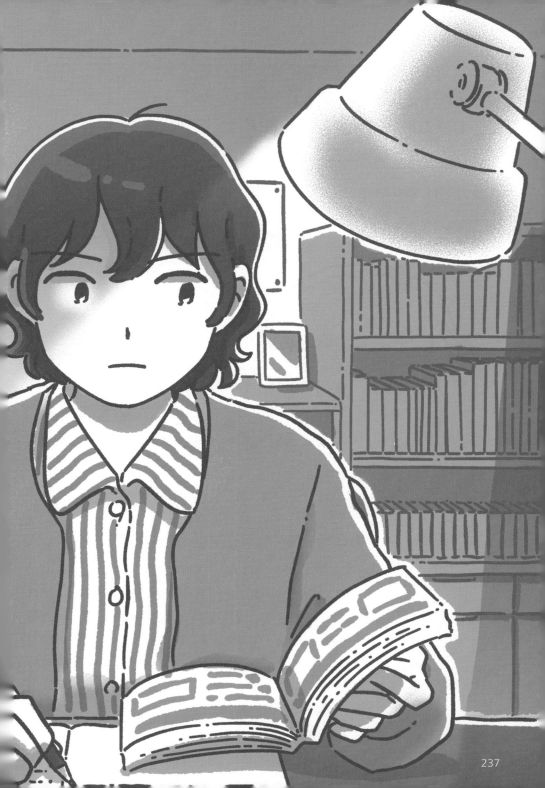

자기 전에 암기하고 아침에 복습하는 게 비결!

■ 기억이 만들어지는 구조

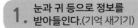

1. 눈과 귀 등으로 정보를 받아들인다.(기억 새기기) ➡ 2. 뇌에 저장(보존) ➡ 3. 필요한 정보를 꺼낸다.(재생)

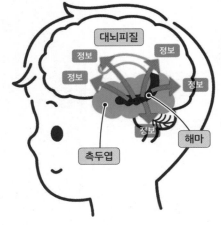

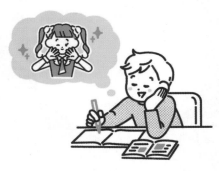

좋아하는 아이돌 생각만 하다 보면 공부한 게 기억에 안 남는다.

원리!

몇 번씩 반복해서 장기간 남는 기억이 된다

*해마

뇌 안쪽, 눈 뒤에 해당하는 위치에 두 개가 있다. 바다에 사는 해마처럼 생겨서 이런 이름이 붙었다고 한다. 단기 기억을 측두엽으로 보내 장기 기억으로 전환하거나, 삭제하는 역할을 한다.

눈과 귀로 얻은 정보는 뇌 안쪽에 있는 '해마*'라는 부위로 보내진다. 해마에서 만들어진 기억은 '단기 기억'으로, 그리 오래가지 않고 대부분 잊어버리게 된다. 이렇게 짧은 시간만 저장되는 기억을 '작업 기억(working memory)**'이라고 부른다.

반면 반복해서 보고 들은 기억은 해마에서 뇌 속에 있는 '측두엽***'이라는 부위로 보내지고 측두엽에서 잊어버리지 않는 '장기 기억****'으로 저장한다.

학교나 학원 선생님이 필기를 강조하시거나 연습장에 쓰면서 외우라고 가르치시는 건 공부한 내용을 장기 기억으로 만들어 주기 위해서다.

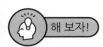 해 보자!

밤에 외우고, 자고 일어나서 아침에 한 번 더 외운다

기억을 오래 유지하고 싶다면 잠들기 전에 암기 공부를 마치고, 다음 날 아침에 복습하는 방법을 추천한다. 잠들기 전에 공부하고 그대로 잠자리에 들면 기억이 신선한 채로 뇌에 남기 쉽기 때문이다.

또 우리가 자는 동안 단기 기억에서 장기 기억으로 전환하는 작업이 이루어진다. 뇌는 아침에 활발하게 활동해서 자고 일어나자마자 전날 공부한 내용을 복습하면 효과적이다.

👆 알아 두자!

즐거운 일은 빨리 외울 수 있다

단기 기억은 몇 초에서 1분가량밖에 뇌에 남아 있지 않고 1시간 반이면 대부분 사라진다. 그런데 신기하게도 좋아하는 아이돌 그룹 멤버 이름이나 생일은 스쳐 지나가면서 한 번만 보고도 귀신같이 기억한다. 그건 자기가 좋아하는 일은 바로 외울 수 있기 때문이다. 즐거운 일이나 감동한 일이 있으면 그 기억은 장기 기억으로 남기 쉽다. 재미있는 스토리텔링 형식 문제집을 풀거나, 마음이 맞는 친구와 즐겁게 공부하면 좀 더 빠르게 암기할 수 있다.

✔ **기억해 두자**

☐ 뇌에는 짧은 시간만 남는 기억과 오랫동안 남는 기억이 있다.
☐ 몇 번씩 반복해서 쓰고 입으로 소리 내어 말하면서 외우자.
☐ 재미있는 스토리텔링 형식 문제집을 풀거나, 친구와 함께 즐겁게 공부하자.

**작업 기억
'뇌의 메모장'이라고 생각하면 이해하기 쉽다. '지금 하는 일'을 기억하는 것이다.

***측두엽
인간의 뇌는 80퍼센트가 대뇌로 인체의 사령탑 역할을 하는 기관이다. 그 중에서 언어와 청각에 관여하고, 기억을 관장하는 부위가 측두엽이다.

****장기 기억
측두엽에 저장되는 기억. 자신의 가족이나 친구 이름. 학교나 학원에서 공부하는 방법, 태권도 학원이나 수영 교실에서 배운 내용 등 오랫동안 잊어버리지 않는 기억을 말한다.

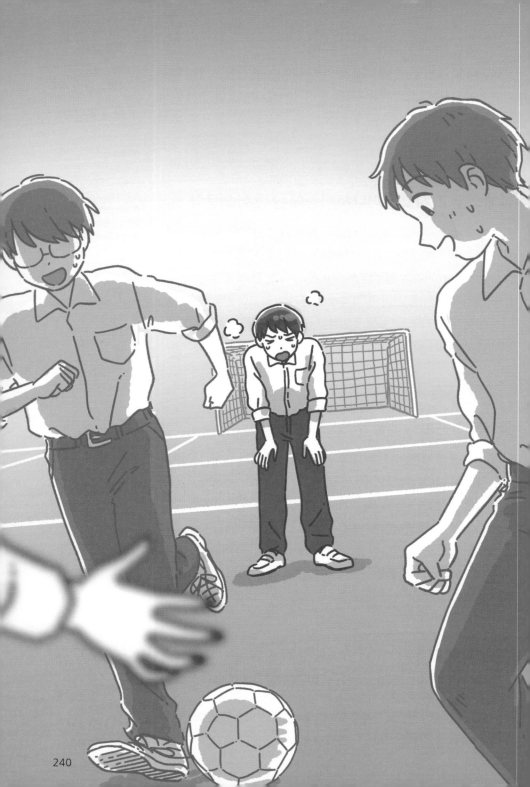

운동만 하면 녹초가 돼요. 체력을 기르려면 어떻게 해야 할까요?

학교 체육 시간이나 친구랑 축구할 때 금방 지쳐서 다른 친구들을 따라가지 못하겠어요. 혼자 골골대고 체력이 약해서 고민이에요.

A

　　운동만 하면 숨이 차서 가쁜 숨을 몰아쉰다면 걱정될 수 있지. 그런데 체력은 운동하고만 상관있는 문제가 아니야. 체력이 약하면 병에 걸리기 쉽고, 공부하거나 놀 때도 체력이 필요하거든.

　　건강하게 성장하기 위해서도 체력을 길러 두어야 해. 이어지는 내용을 읽고 체력이란 무엇인가를 이해하고 체력을 단련하는 방법을 배워 보자.

가벼운 운동이라도 좋으니 매일 꾸준히 몸을 움직이자

■ **코어 근육 단련법**

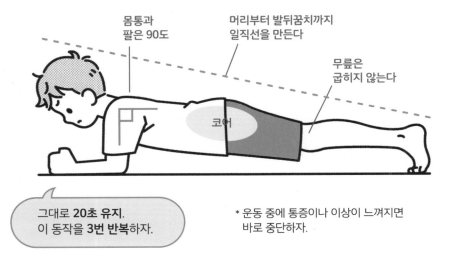

몸통과 팔은 90도

머리부터 발뒤꿈치까지 일직선을 만든다

무릎은 굽히지 않는다

코어

그대로 **20초 유지**. 이 동작을 **3번 반복**하자.

* 운동 중에 통증이나 이상이 느껴지면 바로 중단하자.

원리!

산소를 받아들여 근육을 움직인다

*숨이 차다면
가만히 있는데도 계속 숨이 차다면 폐나 심장 질환을 의심할 수 있다. 폐 질환에는 폐 속에 염증이 생기는 폐렴, 혹은 알레르기의 일종인 천식 등이 있다.

조금만 몸을 움직여서 운동해도 바로 숨이 차다면* 폐활량이 부족하기 때문일 수도 있다. 체력과 관련된 신체 능력에는 근력과 폐활량이 있다.

폐활량은 최대한 공기를 들이마셨다가 다시 내뱉을 수 있는 공기의 최대 양을 말한다. 사람은 코와 입으로 산소를 들이마시고, 폐 속에 있는 폐포**라는 엄청나게 작은 방에서 혈액 속의 이산화탄소와 산소를 교환한다. 이 가스 교환으로 나온 이산화탄소는 날숨으로 몸밖으로 나간다. 혈액 속에 있는 산소는 우리 몸의 근육으로 보내지

고, 에너지원(포도당)***과 반응해서 물과 이산화탄소로 바뀌는데, 이
때 근육을 움직일 수 있는 에너지가 만들어진다.

**폐포
폐포 한 개의 지름은 약
0.1~0.2㎜. 어른 한 명의
폐에 3~5억 개가량의 폐
포가 있다. 폐포 겉넓이
의 약 75퍼센트를 가느
다란 혈관이 덮고 있다.

 해 보자!

격렬한 운동보다 규칙적인 운동을

체력을 기르려면 최대한 몸을 부지런히 움직여야 한다. 그렇다고 갑
자기 격렬한 운동을 하는 건 좋지 않다. 스포츠 과학에서도 일주일에
한 번, 1시간 정도 운동보다 일주일에 4번, 15분씩 운동하는 게 더
효과적이라고 한다. 매일 산책하는 습관을 들이거나 최대한 자주 몸
을 움직이자.

***포도당
그냥 '당'이라고 부를 때
도 있다. 자세한 내용은
94쪽으로.

알아 두자!

코어 근육을 단련하자!

운동을 잘하고 싶다면 근력이 필요하다. 특히 '코어 근육****'을 단련
하는 운동을 추천한다. 코어 근육을 단련하면 오랜 시간 같은 자세로
공부해도 쉽게 지치지 않는다.

　다만 근육 운동은 올바른 방법으로 하지 않으면 다칠 수 있다. 성
장기에는 뼈가 완성되지 않아서 무거운 기구를 드는 운동은 위험하
므로 혼자서는 하지 않는 게 좋다.

****코어 근육
머리와 팔, 다리 등을 제
외한 몸의 중심부. 특히
배꼽 아래의 복근이 중심
이다. 이 부분이 강해야
자세가 안정되고 보기에
도 멋진 몸을 만들 수 있
다.

✔ 기억해 두자

□ 산소가 근육 속에서 에너지로 전환된다.
□ 가벼운 운동을 되도록 매일 꾸준히 하자.
□ 코어 근육을 단련하면 두루두루 운동을 잘할 수 있게 될 것이다.

*7쪽 정답은 거짓!

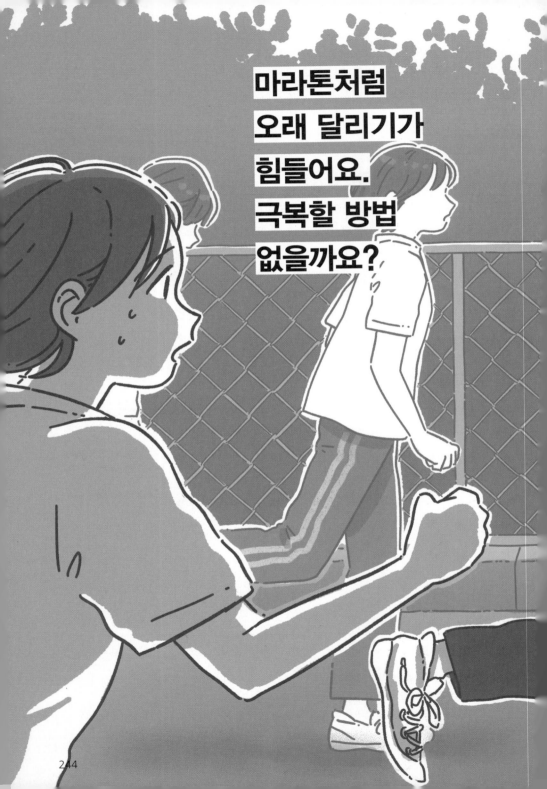

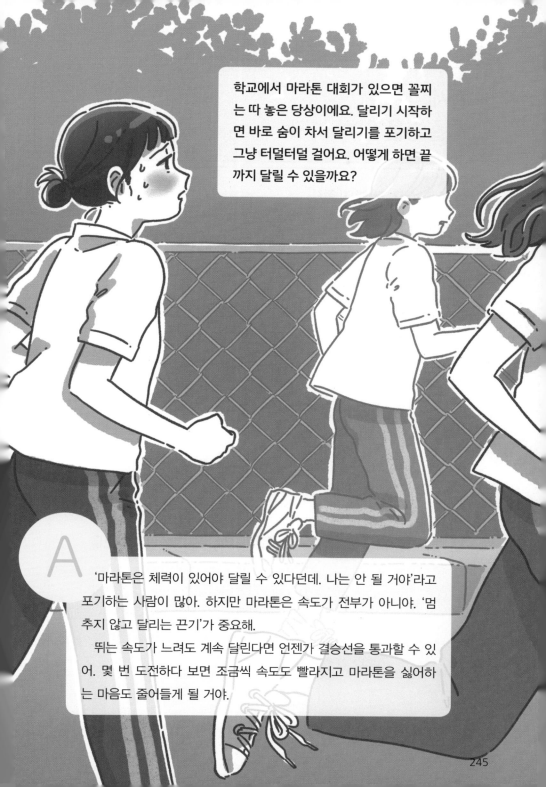

학교에서 마라톤 대회가 있으면 꼴찌는 따 놓은 당상이에요. 달리기 시작하면 바로 숨이 차서 달리기를 포기하고 그냥 터덜터덜 걸어요. 어떻게 하면 끝까지 달릴 수 있을까요?

A

'마라톤은 체력이 있어야 달릴 수 있다던데. 나는 안 될 거야'라고 포기하는 사람이 많아. 하지만 마라톤은 속도가 전부가 아니야. '멈추지 않고 달리는 끈기'가 중요해.

뛰는 속도가 느려도 계속 달린다면 언젠가 결승선을 통과할 수 있어. 몇 번 도전하다 보면 조금씩 속도도 빨라지고 마라톤을 싫어하는 마음도 줄어들게 될 거야.

자세와
호흡법을 익혀 보자

■ **올바른 달리기 자세인지 점검**

올바른 자세로 달리면
쉽게 지치지 않아.

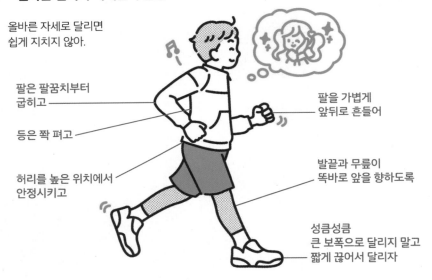

팔은 팔꿈치부터
굽히고

등은 쫙 펴고

허리를 높은 위치에서
안정시키고

팔을 가볍게
앞뒤로 흔들어

발끝과 무릎이
똑바로 앞을 향하도록

성큼성큼
큰 보폭으로 달리지 말고
짧게 끊어서 달리자

원리!

달리기를 즐기는 범위에서 무리하지 않고 연습

마라톤을 싫어하게 되는 이유는 대개 힘들어서라고 한다. 하지만 달리기에 익숙해지지 않으면 조금만 뛰어도 뛰기 싫어진다.

극복하는 방법은 즐기는 방법을 찾는 것이다. 그리고 무리하지 않는 범위에서 '연습'을 반복해야 한다. 조금씩 달리기에 익숙해지면 달리기의 즐거움을 느낄 수 있다.

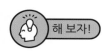해 보자!

즐겁게, 부담 없이 달릴 수 있는 5분부터 시작해 보자

마라톤이 싫은 건 자신의 페이스를 찾지 못했기 때문일 수도 있다. 거북이처럼 느릿느릿 달려도 상관없으니 부담 없이 달리기를 즐길 수 있는 페이스를 찾아보자.

　또 결승선을 통과한 후에 좋아하는 간식을 먹거나, 참았던 게임을 실컷 하는 등 자신에게 상을 주면 달리기를 조금 더 좋아할 수 있게 될 것이다.

　처음에는 천천히 5분 동안 달리는 연습*부터 시작해 보자. 5분 정도면 큰 부담 없이 달릴 수 있고, 올바른 달리기 자세**가 자연스럽게 몸에 밸 수 있다.

알아 두자!

다리의 리듬에 맞추어 천천히 호흡

팔은 힘을 빼고 다리의 리듬에 맞추어 가볍게 흔들면 온몸에 불필요한 힘을 주지 않고 달릴 수 있다. 달릴 때의 자세도 중요하다. 등을 곧게 쫙 펴고 달려야 한다. 자세가 나쁘면 호흡***이 가빠지고 달리기가 힘들어진다.

　달리는 거리가 늘어나면 호흡이 흐트러지기 쉽다. 숨이 차면 천천히 크게 숨을 내쉬자. 공기를 듬뿍 들이마실 수 있어서 호흡이 편안해진다. 올바른 자세를 의식하고 자신에게 편한 페이스를 찾으면 조금씩 달리기의 즐거움을 알 수 있게 된다.

*5분 동안 달리는 연습
5분이라는 짧은 시간이라도 운동을 해서 혈액 순환을 개선하고 에너지를 태울 수 있는 몸을 만들 수 있다.

**올바른 달리기 자세
야구 방망이를 휘두르는 자세나 스키 활강 자세가 있듯 마라톤에도 올바른 자세가 있다. 올바른 자세를 유지하면 장거리라도 힘들지 않게 완주할 수 있다.

***호흡
마라톤에는 2회 숨을 들이마시고 2회 내뱉는 '2:2 호흡법'이 있다. 숨을 내쉴 때는 '흐', 들이마실 때는 '하' 소리를 낸다는 느낌으로 호흡하는 방법이다. 숨이 차면 호흡에 의식을 집중해 보자.

✔ 기억해 두자
☐ 짧은 '연습'을 반복해서 '즐거움'이 되도록 만들어 보자.
☐ 처음에는 5분 동안 달리는 연습으로 충분하다.
☐ 올바른 자세를 의식하고 호흡을 가다듬면 달리기가 한결 편해진다.

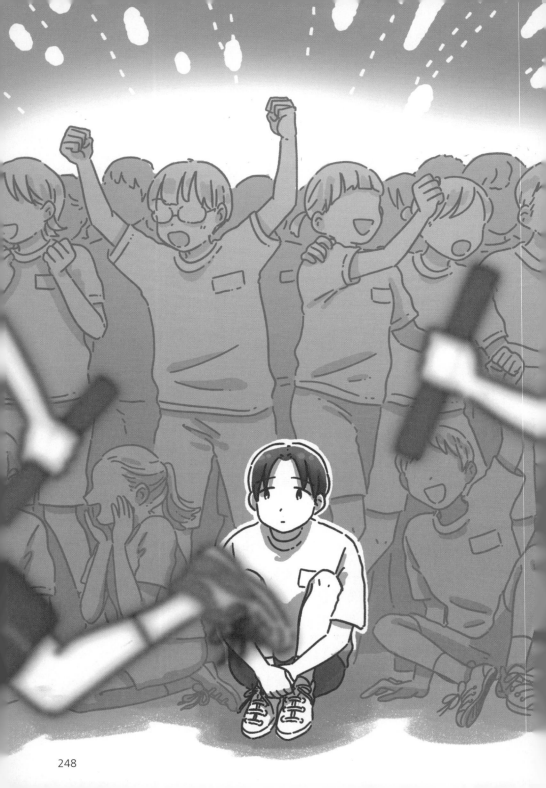

달리기를 잘하려면
어떻게 해야
할까요?

체육대회에서 이어달리기나 다른 경기를 할 때 발이 빠르면 유리하고, 멋있어 보이잖아요. 달리기를 잘할 수 있는 방법이 궁금해요.

A

달리기를 잘하면 남학생이나 여학생이나 학급의 인기인이 될 수 있어. 물론 올림픽에 출전하는 국가대표 선수 정도 되려면 타고난 체격이나 재능이 있어야 하겠지.

하지만 지금부터 소개하는 세 가지 포인트를 익혀 두면 누구나 지금보다 훨씬 빨리 달릴 수 있어. 곧바로 따라 할 수 있으니 당장 연습해 보자.

바른 자세는
'팔을 흔드는 법'부터!

■ 벽 훈련법

좌우 다리를 교대로 위로 올렸다가
아래로 내린다. 다리를 올릴 때는 발
끝을 최대한 높이 들자.

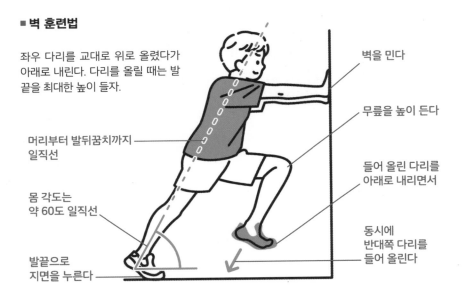

벽을 민다

무릎을 높이 든다

들어 올린 다리를
아래로 내리면서

동시에
반대쪽 다리를
들어 올린다

머리부터 발뒤꿈치까지
일직선

몸 각도는
약 60도 일직선

발끝으로
지면을 누른다

원리!

발끝 움직임에 집중하자

*발끝
빨리 달리려면 발끝을 잘
활용할 줄 알아야 한다.
힘차게 발끝부터 내밀면
다리가 자연스럽게 앞으
로 나가면서 깔끔한 자세
로 달릴 수 있다.

빨리 달리는 세 가지 포인트는 '발동작' '상반신 자세' '팔 흔드는 법'이
다. 발동작은 발끝*을 들고 다리에 스프링이 달린 것처럼 튕기듯 달
린다. 지면을 찰 때는 발끝으로 땅바닥을 밀어낸다는 느낌으로 한다.

상반신 자세는 등을 쫙 펴고, 엉덩이를 오리처럼 내밀지 말고 달
려야 한다. 팔은 겨드랑이에 살짝 붙이고 옆으로 흔들지 말고 앞뒤로
흔든다. 달리는 데 정신이 팔려서 팔을 옆으로 흔들면 빨리 달릴 수
없다.

**벽 훈련법
연습할 시간이 생겼을 때 운동장까지 가지 않아도 할 수 있는 훈련법이다. 벽을 이용하는 훈련법은 달리기 말고도 다양한 종목의 경기에 응용할 수 있다.

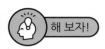 해 보자!

'벽 훈련법**'으로 자세 연습

이상적인 자세가 몸에 배려면 '벽 훈련법'이 효과적이다. 벽에 손을 짚고 몸을 비스듬하게(약 60도 각도로) 기울인다. 그 자세 그대로 다리를 들어 올리고, 발끝으로 지면을 찬다는 느낌으로 움직인다. 발끝으로 지면을 찰 때는 발끝을 최대한 들고 무릎을 높이 올린다.

이 훈련을 할 때는 상반신이 앞으로 기울어져 있어야 한다. 그래야 자연스럽게 다리가 앞으로 나갈 수 있다.

 알아 두자!

발동작은 팔을 흔드는 동작과 연동한다

팔을 흔드는 방법도 중요하다. 팔을 흔들지 않고 몸에 딱 붙이면 자세가 어색해서 속도가 잘 나지 않는다. 팔 동작과 발동작은 연동한다는 사실을 염두에 두고 올바른 자세를 익혀 두면 빨리 달릴 수 있다. 실내에서도 훈련할 수 있으니 연습에 도전해 보자.

다리를 앞으로 뻗고 앉아서 겨드랑이를 붙이고 주먹을 쥔다. 그리고 팔을 앞뒤로 힘차게 흔든다. 그러면 허리도 자연스럽게 움직인다. 앉은 채로 앞으로 나아간다는 느낌으로 움직이면 팔을 바르게 움직일 수 있다. 팔 흔드는 속도가 빨라지면 발동작도 빨라진다.

✔ **기억해 두자**

□ '발동작' '상반신 자세' '팔 흔드는 법'에 집중하자.
□ 상반신을 앞으로 기울인 자세로 달려야 한다.
□ 팔을 올바른 방법으로 능숙하게 움직일 수 있도록 연습하자.

맺음말

우리 몸은 어지간한 일로는 망가지지 않아. 하지만 어떻게 썼는지에 따라 나중에 완전히 다른 몸이 될 거야.

이 책을 읽었다면 이미 '자신의 몸에서 일어나는 일에 관심이 있는 기특한 사람'으로 건강한 몸으로 가는 첫걸음을 뗐다고 할 수 있어. 여러분의 분신, 온몸의 장기를 구성하는 약 37조 개의 세포가 "우리를 소중히 다루어 주어서 고마워!"라고 외치고 있을 거야.

온몸의 세포들은 이 순간에도 우리에게 최선의 결과를 가져올 수 있도록 제각기 자신의 위치에서 열심히 움직이며 맡은 역할을 처리하고 있어. 설령 편식이나 운동 부족이 일상화되어서 각 세포가 과로하더라도 우리 몸의 세포들은 젖 먹던 힘까지 짜내 움직일 거야. 그리고 어느 날 더는 버틸 수 없는 순간이 오면 세포들도 지쳐서 파업을 선언하는데 그 상태를 '병에 걸렸다'고 말해.

일시적으로 파업을 선언한 세포들도 휴식을 취하면 부활해서 대부분 업무에 복귀하는데, 세포마다 부활할 수 있는 횟수가 제한되어 있어. 세포 부활 횟수를 다 쓰는 날이 우리 수명이 다하는 날이야. 대개 부활 횟수를 소모하는 속도는 생활 습관과 밀접한 연관이 있어. 즉 생활 습관이 나쁘면 몸에 나쁜 영향을 줄 수 있다는 말이지.

아침에 주로 밥을 먹는지, 빵을 먹는지. 생선을 먹는지, 고기를 먹는지. 달콤한 간식을 얼마나 자주 먹는지 등 생활 습관과 기호는 어린 시절에 정해져. 어른이 되었다고 해서 바른 생활 습관이 뚝딱 생기지는 않아. 따라서 십대 때부터 몸에 관심을 가지고 우리 몸을 잘 활용할 수 있는 습관을 만들어 두면 평생 가는 자산이 될 수 있어. (바른 생활 습관을 '예방'이라고 불러.) 몸은 미래의 꿈을 이루기 위한 플랫폼이야. 대학에 들어가서 원하는 공부를 하거나, 어려서부터 꿈꾸던 일을 하려고 해도 몸이 따라 주지 않으면 인생을 즐길 수 없어. 이 책을 읽고 평생 최선의 성과를 거둘 수 있도록 앞으로 최고의 몸을 만드는 방법을 배워서 실천해 주었으면 해.

신체 변화가 큰 십대는 쌍꺼풀인지 외까풀인지, 보름달처럼 둥근 얼굴인지 달걀처럼 갸름한 얼굴인지, 피부가 흰지 까무잡잡한지로 고민할 수 있어. 그러나 우리 몸에 정답은 없어. 이목구비나 체형, 머리카락 색 등은 시대나 국가, 문화에 따라 달라지거든. 친구들과 다르다고 해서 불안해하거나 속상해하지 말고 무엇을 위해 이런 모습, 색깔, 생김새가 되었는지 우리 몸의 섭리를 탐구하는 시간을 가졌으면 해.

앞으로도 몸에 관한 이런저런 고민이 생길 때마다 이 책을 꺼내 보고 요모조모 활용해 준다면 정말 기쁠 거야.

모두 훌륭한 어른이 될 수 있기를 바랄게.

이 책이 완성될 수 있도록 힘써 주신 관계자 여러분에게도 이 자리를 빌려서 감사드립니다.

오사카대학교 대학원 공중위생학 특임 준교수, 보건사
노구치 미도리

색인

10 SAI KARA NO GAKKO DEWA OSHIETEKURENAI KENKO TO KARADA
Copyright © 2022 by K.K. Ikeda Shoten
All rights reserved.
Supervised by Midori NOGUCHI
Illustrations by Sakino MIZUMOTO, Chihiro KAWAI, Nari SAKIZAKI
Diagrams by Kikii KURIMOTO, Ai OTSUKI
Interior design by Mariko SHIMIZU (TYPEFACE)
First published in Japan in 2022 by IKEDA Publishing Co.,Ltd.
Korean translation rights arranged with PHP Institute, Inc.
through AMO AGENCY

이 책의 한국어판 저작권은 AMO AGENCY를 통한 저작권자와의 독점 계약으로 뜨인돌출판
(주)에 있습니다. 저작권법에 의해 한국 내에서 보호를 받는 저작물이므로 무단전재 및 무단
복제를 금합니다.

사춘기 고민 상담소
이상한 게 아니라 변하는 중입니다

초판 1쇄 펴냄 2024년 1월 22일
엮은이 이케다쇼텐 편집부
감　수 노구치 미도리
옮긴이 서수지

펴낸이 고영은 박미숙
편집이사 인영아 | **디자인** 이기희 이민정
마케팅 오상욱 김정빈 | **경영지원** 김은주

외부 디자인 황경성

펴낸곳 뜨인돌출판(주) | **출판등록** 1994.10.11.(제406-251002011000185호)
주소 10881 경기도 파주시 회동길 337-9
홈페이지 www.ddstone.com | **블로그** blog.naver.com/ddstone1994
페이스북 www.facebook.com/ddstone1994 | **인스타그램** @ddstone_books
대표전화 02-337-5252 | **팩스** 031-947-5868

ISBN 978-89-5807-981-1 43510